AF281064

Eva Freyer

Liebe Nerven, jetzt entspannt euch mal!

Eva Freyer

LIEBE NERVEN, JETZT ENTSPANNT EUCH MAL!

Wie ich mit einem Bindungstrauma lebe und was mir hilft

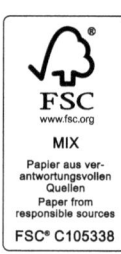

Bibliografische Information der Deutschen Nationalbibliothek: Die Deutsche Nationalbibliothek verzeichnet diese Publikation in der Deutschen Nationalbibliografie; detaillierte bibliografische Daten sind im Internet über http://dnb.dnb.de abrufbar.

Verlag: BoD · Books on Demand GmbH, Überseering 33, 22297 Hamburg, bod@bod.de

Druck: Libri Plureos GmbH, Friedensallee 273, 22763 Hamburg

ISBN: 978-3-7693-7863-4

INHALTSVERZEICHNIS

I

Vorwort

»Confessions of a Pasta Queen« sollte es heißen, das Buch was ich mit fünfzehn schreiben wollte, auf Deutsch sowas wie »Geständnisse einer Teigwaren-Königin«. Denn mir war klar, dass ich eins schreiben würde. So klar, dass ich mich noch genau an den Moment und Ort erinnere, wo ich den Einfall damals hatte.

Natürlich nicht ahnend, dass Nudeln nur eine untergeordnete, wenn auch nicht unwichtige Rolle in dem Buch spielen würden, denn die hinter meiner Pastaliebe steckenden Bewältigungsstrategien waren bereits aktiv. Das wusste ich zu diesem Zeitpunkt natürlich nicht. Ebenso wenig wie was man unter einem Bindungstrauma versteht.

Was ich auch nicht hätte wissen können, denn das Gebiet der Psychotraumatologie steckte noch in den Kinderschuhen, was auch erklärt, warum ich, obwohl ich seit meiner Jugend psychotherapeutische Behandlung in Anspruch genommen hatte, nur wenig Erfolge erzielen konnte, wenn es um meine Probleme mit Kontakt und Beziehungen ging.

Irgendetwas schien mit mir von Grund auf nicht zu stimmen. Klar, nach außen hin führte ich ein normales Leben, wuchs in behüteten Verhältnissen in einer kleinen Reihenhaussiedlung auf, wo ich zur Grundschule und später ins Gymnasium ging. Ich war oft draußen, spielte in unserem kleinen Garten, wo es ein Schaukelgerüst und einen großen Kastanienbaum gab, oder verbrachte die Nachmittage mit Schulfreundinnen und Hobbies.

Aber ich erinnere mich auch gut daran, dass ich scheu und zurückhaltend war und mich ab Beginn der weiterführenden Schule zunehmend belastet fühlte, von etwas, was ich nicht genau in Worte fassen konnte. Ich fühlte mich unwohl in meiner Haut, hatte Schwierigkeiten mich mit meinem Körper anzufreunden, der sich langsam zur Frau zu entwickeln begann. Das Gefühl, anders zu sein und mich von den Herausforderungen der Pubertät überfordert zu fühlen, kamen hinzu. Ebenso wie erste Hänseleien wegen meinem Gewicht.

Dass ich sehr empfindsam und extrem sensibel war, machte meine Lage nicht einfacher. Erste dunkle Wolken legten sich über meine Seele und verdunkelten meinen Ausblick auf ein Leben, von dem ich mich zunehmend überfordert fühlte. Froh endlich die belastende Schulzeit mit einer Reihe unschöner Erinnerungen hinter mir zu lassen, geriet ich in meinem freiwilligen sozialen Jahr an eine narzisstische Kindergartenleiterin, die mich lediglich als Laufburschen nutzte, ein herber Dämpfer für meinen ohnehin schwachen Selbstwert.

Es folgten Berufsausbildung und Studium, die ich beide, leistungsorientiert wie ich war, mit Bravour abschloss, auch wenn meine psychische Stabilität weiter zu wünschen übrig ließ. Die Defizite in meinen zwischenmenschlichen Beziehungen kompensierte ich weiter über Alkohol und Essen, während ich mich heimlich danach sehnte, endlich meinem Traummann zu begegnen. Wieso wollte das bei mir einfach nicht klappen?

Doch die Jahre gingen ins Land und mit ihnen meinen Hoffnungen auf Glück in der Liebe. Ich fand einfach nicht den Schlüssel zu meinen Bindungsproblemen, auch wenn mir längst klar war, dass ich Angst vor Nähe hatte. Gleichzeitig wuchs der Berg an Therapiestunden und Selbsterfahrung, die ich inzwischen angesammelt hatte, mit unterschiedlichsten Methoden und Ansätzen. Reden schien nicht zu helfen.

Einige Jahre schien alles stabil, bis ich berufsbedingt alle Brücken abbrach und quer durchs Land zog, um einen kompletten Neustart zu wagen. Dieser überforderte mein System, denn das erste Mal versagte meine Leistungsstrategie, mit der ich es gewohnt war,

Defizite in anderen Bereichen meines Lebens zu kompensieren. Einsamkeit und Kontaktlosigkeit am neuen Wohnort rührten an alten Wunden, deren Ursache ich erst später wirklich verstehen würde. Vorerst brach ich erschöpft und depressiv zusammen, sah kaum noch Sinn in meinem Dasein.

Aber ich bin eine Frau mit Kampfgeist. Ein paar Monate später rappelte ich mich wieder zusammen, ganz nach dem Motto: Neuer Job, neue Stadt, neues Glück. Ich war zwar etwas klüger aus meiner Krise hervorgegangen, hatte angefangen, deren Hintergründe besser zu verstehen, trotzdem fehlte mir immer noch das entscheidende Puzzleteil. Dieses sollte ich erst finden, als ich nach einem erneuten Griff ins Klo hinsichtlich Job mit mysteriösen Anfällen vom Drehschwindel kämpfend für eine neue Stelle nach Bonn zog.

Diesen Job habe ich neun Jahre später immer noch. Eine reife Leistung, wenn ich bedenke, wie lange ich zuvor auf der Flucht vor mir selbst gewesen war, indem ich spätestens alle zwei Jahre meinen Arbeitsplatz wechselte. Auch das fehlende Puzzleteil in Form von Wissen über Trauma fand ich endlich. Es sollte zum Anfang einer lebensverändernden Reise werden, die bis heute andauert.

Dieses Wissen verhinderte leider nicht, dass sich vor einigen Jahren das Gehör verschaffte, was sich in meinem Körper und in meiner Psyche über mehr als vier Jahrzehnte aufgestaut hatte. Ich rutschte in eine Krise, die neben meinem Leben auch das Verhältnis zu meinem Körper komplett auf den Kopf stellen und mich über Jahre bis an den Rand meiner psychischen und physischen Kräfte fordern sollte.

Das Buch handelt statt von Pasta also von meinem Leben mit einem Bindungstrauma, das einer Achterbahnfahrt gleicht. An guten Tagen wie an schlechten Tagen, die sich abwechseln. Auf dieser Fahrt durfte ich zu meiner Lebendigkeit zurückfinden und lernen, wie sich echte Verbundenheit anfühlt. Aber ich erfuhr auch, was es heißt, mit den Symptomen und Folgen einer komplexen posttraumatischen Belastungsstörung zu leben, die mich mehr als einmal an den Rand der Verzweiflung brachten und meine Hoffnung auf Heilung dadurch schwinden ließen.

Mit meinen Erfahrungen, Einsichten und Tipps möchte ich anderen Betroffenen Mut machen, ihren eigenen Weg zu finden und zu gehen. Allen anderen Interessierten möchte ich die Komplexität hinter einem Bindungstrauma ein Stück weit näherbringen, um sie für das Thema zu sensibilisieren und es hoffentlich ein wenig verständlicher zu machen.

Einleitung

Nach langjähriger Auseinandersetzung mit dem komplexen The-
mengebiet, das sich hinter dem Begriff »Trauma« verbirgt, und einer kraftzehrenden Aufarbeitung meines eigenen Bindungstraumas
in einer körperorientierten Traumatherapie, die ich mit der Zeit um
immer mehr Mittel und Methoden ergänzte habe, die mir persönlich
auf meinem Weg helfen, entstand dieses Buch.

Es ist bewusst aus einer Betroffenenperspektive und in Form von
Erfahrungsberichten geschrieben, weil es mir wichtig war, ein Stück
der Komplexität und Vielschichtigkeit aufzeigen zu können, die sich
hinter einem Bindungstrauma verbirgt. Und als Folge dessen mit einem Weg der Traumaheilung, der schwierig und lang sein kann.

Definitionen und Begrifflichkeiten

Ein Trauma ist sehr individuell. Und eine Definition von Trauma
ist alles andere als einfach. Oft wird der Begriff mit einem Schocktrauma in Verbindung gebracht, ein Bindungstrauma hat aber andere Ursachen und Folgen für die davon betroffenen Menschen.

Im Gegensatz zu einem Schocktrauma, bei dem sich um ein Ein-
zelerlebnis wie etwa einen Unfall handelt, bei dem die individuellen
Bewältigungsmöglichkeiten des Betroffenen durch dieses Ereignis
überschritten werden können, entsteht ein Bindungstrauma als
Folge einer anhaltenden Belastung über einen längeren Zeitraum.
Es ereignet sich außerdem in einer Phase, wo wir erst anfangen,
eine Basis für unsere weitere Entwicklung aufzubauen, was nicht
nur den Start ins Leben beeinträchtigen, sondern weitreichende
und lebenslange Folgen für die Betroffenen haben kann.

Ich verstehe unter einem Bindungstrauma deshalb einschneidende Erlebnisse in den ersten Lebensjahren, zum Teil schon vor unserer Geburt, die dazu geführt haben, dass sich keine sichere Bindung zu unserer Bezugsperson entwickeln konnte und es als Folge davon zu Störungen in der Beziehung zu dieser Person gekommen ist, die sich nachhaltig auf unsere Beziehungsfähigkeit und weitere Entwicklung auswirken. Deshalb geht ein Bindungstrauma oft auch mit einem daraus resultierenden Entwicklungstrauma einher.

Da wir hilflos und auf Fürsorge angewiesen auf die Welt kommen, sind wir zwingend auf eine angemessene Einstimmung auf unsere Bedürfnisse angewiesen. Nur über diese Erfahrungen lernen wir uns zu regulieren und soziale Interaktionen zu steuern. Dieser Lernprozess erfolgt über Blickkontakt, Körperkontakt und Stimme und sorgt, zusammen mit den Spiegelneuronen in unserem Gehirn, dafür, dass durch die wechselseitige Anpassung beider Nervensysteme ein regulierender Austausch stattfindet, der als Co-Regulation bezeichnet wird. Er ist die Basis für soziale Interaktion.

Kommt es früh in unserem Leben zu traumatischen Erfahrungen, die sich auf diesen Lernprozess auswirken, kann das tiefgreifende Folgen für unsere weitere Entwicklung nach sich ziehen, die auch Jahrzehnte später noch zu Tage treten können.

Dazu gehören neben Störungen bei der Emotionsregulation, einer negativen Selbstwahrnehmung insbesondere auch Beziehungsschwierigkeiten, eine veränderte Lebenseinstellung, mit Hang zur Niedergeschlagenheit und Depressionen, sowie körperliche Symptome, für die es keine Erklärung zu geben scheint, bei denen man von Somatisierung spricht.

Glossar

In den einzelnen Kapiteln des Buchs gehe ich auf die Folgen eines Bindungstraumas in Form persönlicher Erfahrungsberichte ein, in denen ich auch Fachbegriffe nutze, die ich in einem Glossar am Ende des Buchs erläutere. Lesern, die damit vertraut sind, bleiben so unnötige Details erspart und der Text ist besser lesbar.

Zum Umgang mit dem Buch

Das Buch gliedert sich in sechs Abschnitte, die zur Strukturierung und besseren Einordnung der einzelnen Kapitel und Themen in übergeordnete Sachbereiche dienen.

Der erste Abschnitt widmet sich den vielfältigen Symptomen, die mit meinem Bindungstrauma einhergehen. Im zweiten Abschnitt befasst sich das Buch mit Verhaltensweisen, die in meinem Alltag eine große Rolle spielen. Der dritte Abschnitt enthält eine Beschreibung einzelner Handlungsstrategien, die sich bei mir als Reaktion auf das Erlebte entwickelt haben. Im vierten Abschnitt stehen jene Gefühle im Mittelpunkt, die für mich eine wichtige Rolle beim übergreifenden Verständnis des Themas spielen. Der fünfte Abschnitt enthält die Themen, die für mich in Zusammenhang mit Therapie & Co. stehen, und im sechsten Abschnitt geht es um die Ressourcen, die mir auf meinem Weg der Traumaheilung helfen.

Einige Kapitel enthalten am Ende einen separaten Abschnitt, in dem ich Tipps im Umgang mit dem jeweiligen Thema kurz zusammenfasse, die sich für mich als hilfreich erwiesen haben und die anderen Betroffenen als Anregung dienen sollen.

Da ich über meine persönlichen Erfahrungen schreibe, handelt es sich nicht um allgemeingültige Aussagen, die für alle Betroffene gleichermaßen gültig sind. Ebenso erheben meine Schilderungen keinen Anspruch auf Vollständigkeit und Richtigkeit was die

Beschreibung der Symptomen und Folgen einer komplexen post-traumatischen Belastungsstörung angeht, da das Buch keine wissenschaftliche Arbeit darstellt sondern auf meinen langjährigen Selbst- und Therapieerfahrungen beruht.

Einzelne Abschnitte oder textliche Beschreibungen können Betroffenen an ihre eigenen Erfahrungen erinnern, was bei einem Buch dieser Art leider unvermeidbar ist. Es kann daher wichtig sein, sich beim Lesen nicht zu überfordern und gut für sich zu sorgen.

Die Informationen in diesem Bucher ersetzen auf keinen Fall eine fachliche Beratung durch einen Arzt, Facharzt, Psychologen, Heilpraktiker oder sonstigen Experten. Die Anwendung und Nutzung der Tipps und Methoden erfolgt auf eigene Gefahr.

Die wenigen Stellen, an denen ich Aussagen oder Zitate von Fachexperten verwende, um meine Schilderungen zu belegen, habe ich mit einer Quellenangabe versehen und gekennzeichnet. Auf Gendering habe ich zugunsten einer besseren Lesbarkeit verzichtet.

Ich hoffe, dass dieses Buch tut, was ich mir auf meinem Weg oft gewünscht habe: Mut machen, Verständnis schaffen und Aufklären über das Thema »Bindungstrauma«, damit mehr Menschen verstehen was sich dahinter verbirgt.

1. Symptome

Zuhause im Überlebensmodus

[Stress]

Früher bin ich oft über meine eigenen Grenzen gegangen. Ich habe zu viel Alkohol getrunken, obwohl es mir danach regelmäßig kotzübel war, kein Wortspiel beabsichtigt, habe mich mit Essen vollgestopft, so dass mir hinterher schlecht war, bin anderen zu liebe die halbe Nacht wach geblieben, wohl wissend, dass ich tagsüber den Schlaf nicht würde nachholen können, habe Arbeitsaufgaben übernommen, für die ich weder qualifiziert noch offiziell verantwortlich war, kurzum, ich befand mich in einem Zustand anhaltender Übererregung, aus dem ich früher oder später in eine totale Erschöpfung rutschte.

Gleichzeitig war ich gefangen in meinem persönlichen Hamsterrad, getrieben von meinem inneren Kritiker und den Glaubenssätzen aus meiner Kindheit: Streng dich mehr an! Mach schneller! Das kannst du nicht! Mach alles richtig! Sei nicht so faul! Du bist unfähig! Sei brav! Pass dich an! Vor lauter Stress hatte ich keine Zeit zu merken, was in meinem Leben schieflief, geschweige denn, etwas daran zu ändern.

Angefeuert von einer Mischung aus Versagensangst, dem Druck, perfekt zu funktionieren und dem Wunsch nach Bestätigung von außen, ging es mir zwar nie gut, aber ich hatte auch über Jahre hinweg gelernt, diese Art von Stress als normal zu empfinden und im Autopilot-Modus zu funktionieren.

Anders gesagt, ich fühlte mich zuhause im Überlebensmodus, einem Zustand, der eigentlich nur bei akuten Stressreaktionen aktiviert wird, um uns vor Gefahren zu schützen, danach aber wieder abklingt. Wenig verwunderlich, dass sich mein Leben in meinem Kopf abspielte, wo sich kritische Gedanken, Ängste und Sorgen die Klinke in die Hand gaben.

Meinen Körper ignorierte ich, was lange Zeit gut ging. Ich hatte zwar bereits Anfang 20 während meiner Berufsausbildung meinen ersten Hörsturz, brachte ihn aber nicht mit einem erhöhten Stresslevel in Verbindung. Auch ein zweiter Hörsturz während meiner Studienzeit führte lediglich dazu, dass ich mich als wenig belastbar und empfindlich wahrnahm.

Gefangen zwischen zwei Extremen

Im Berufsleben angekommen, war ich jahrelang in einem Wechselspiel aus Höchstleistung und Erschöpfung inklusive Depression gefangen. Entweder ich hatte einen Job, der mich durch meine hohe Leistungsbereitschaft an meine körperlichen und psychischen Grenzen brachte, oder ich steckte in Phasen, wo ich arbeitslos oder krank war. Erst eine Krise, die durch einen Wechsel von Wohnort und Arbeitsplatz ausgelöst wurde, führte zum Umdenken. Mir wurde klar, dass immer mehr Leistung keine Lösung war.

Leider sollte es weitere neun Jahre dauern, bis ich endgültig kapierte, was hinter dem selbst gemachten Druck Leistung bringen zu müssen und dem daraus resultierenden Stresslevel steckt. Während dieser Zeit tappte ich wiederholt in die mir bestens vertraute Leistungsfalle, zum Beispiel indem ich mich für Aufgaben verantwortlich fühlte, für die ich es faktisch gar nicht war. Bis ich zu erschöpft war, um das Sofa zu verlassen.

Während eines Urlaubs bekam ich Drehschwindel. Ein Zeichen dafür, dass mein Leben, wie ich es bisher kannte, ins Wanken geraten war. Was sicher damit zusammenhing, dass mein Chef gekündigt hatte, ich also allein die ganze Verantwortung für den betroffenen Bereich übernehmen musste.

Denn von jetzt an tauchte der Schwindel immer in Phasen großen Stresses auf. Und zwang mich zu Pausen, die ich mir sonst nicht genommen hätte. Eine großartige Leistung meines Körpers, der mich mit Hilfe des Drehschwindels darauf aufmerksam machte, dass es eine Kluft zwischen den Ansprüchen an mich selbst und meinen Energiereserven gab. Mehr noch, denn mit dem Schwindel kam auch die Angst in mein Leben, ein Gefühl, das mich in wechselnder Stärke und Ausprägung jahrelang begleiten sollte.

Wie etwa durch einen zwei Jahre anhaltenden Konflikt mit einem Arbeitskollegen, der meine Überlebensmechanismen in ungeahnter Weise neu auf die Probe stellen sollte. Obwohl ich mit vollem Einsatz wie eine fleißige Biene versucht hatte, den Weggang meines Vorgängers auszugleichen, wurde dieser Einsatz nicht belohnt. Stattdessen wurde die erzwungene Teambildung einer von Anfang an zum Scheitern verurteilten Arbeitsbeziehung zu einem weiteren Prüfstein für meine Widerstandsfähigkeit.

Wieder steckte ich im Überlebensmodus, denn ich wollte bei der Firma bleiben. Und setzte alles daran, den Konflikt zu überstehen. Doch an entspanntes Arbeiten war nicht zu denken, weil der Kollege schnell zu einer Art von Super-Trigger für mein Nervensystem mutierte. Weder Gespräche noch Arbeitsteilung funktionierten, regelmäßige Diskussionen und Streits waren die Regel. Selbst der eingeschaltete Coach gab irgendwann schulterzuckend auf.

Heute bin ich sicher, dass verletzte kindliche Anteile für diesen Konflikt verantwortlich waren, die sich von der Gegenseite jeweils dermaßen angegriffen und missachtet gefühlt haben müssen, dass sie permanent im Kampfmodus feststeckten. Was mich zurück zum Thema »Überlebensmodus« und der Frage bringt, wie lange unser Körper diesen bei chronischem Stress, zum Beispiel in Folge eines Traumas, aufrechterhalten kann.

Wie ich am eigenen Leib erfahren habe, nicht für immer. Denn irgendwann ist unser inneres Stressfass voll und läuft über. Meist in Form einer Krise, die unser Leben auf den Kopf stellt. Dann bleibt uns nichts anderes übrig, als unser Zuhause im Überlebensmodus einzutauschen gegen neue Wege im Umgang mit dem angestauten Stress.

Doch jede Geschichte ist anders. Während manche Menschen wie ich mit Mitte 40 an ihr Limit kommen, leben andere mit über 80 noch mit ihrem angestauten Stress, sprich im Überlebensmodus, in dem ich heute glücklicherweise nur noch Gast und nicht mehr zu Hause bin.

Was mir im Umgang mit Stress hilft:

- Regelmäßige Bewegung, um akuten Stress abzubauen
- Persönliche Stressauslöser identifizieren und kennen
- Wissen über Nervensystem und Stressreaktionen aufbauen
- Eigene Reaktionsmuster verstehen lernen (Toleranzfenster)
- Langsames (!) Herantasten an Emotionen hinter Stress
- Gegen Überreizung: Rechtzeitig gegensteuern (Rückzug, Ruhe)
- Bei Erschöpfung: Akzeptanz, Selbstfürsorge
- Körperbasierte Therapiemethoden

Ein Symptom kommt selten allein

[Somatisierung]

Fühlt es sich so an, den Verstand zu verlieren? Werde ich jetzt verrückt? Gedanken, die mir monatelang immer wieder durch den Kopf gingen. Dabei fing es recht harmlos an: Ich merkte, dass ich mich schlechter konzentrieren konnte als früher.

Ein schlechter Tag, dachte ich, und versuchte, meine Wahrnehmung zu ignorieren. Doch die schlechten Tage häuften sich. Als irgendwann weder ausblenden noch zusammenreißen half und die sonst banalen Aufgaben auf der Arbeit zur maximalen Herausforderung mutierten, fing ich an, mir Sorgen zu machen.

Vielleicht fehlen meinem Körper Nährstoffe, überlegte ich. Schließlich können Müdigkeit und Erschöpfung ein Zeichen dafür sein. Erst recht in Zeiten von Corona. Ich war felsenfest davon überzeugt, dass sich eine körperliche Ursache finden lassen würde.

Gesagt, getan: Ich fing an zu recherchieren, besser gesagt zu Googlen und zu lesen. Zu viel Stress? Ein Hormonprofil würde für Klarheit sorgen. Vitaminmangel? Ein großes Blutbild beim Endokrinologen musste her. Darmprobleme? Einfach mehr Ballaststoffe essen, dann wird das wieder. Hitzewallungen? Kältegefühle? Schwindel? Das könnten die Vorboten der Wechseljahre sein, alt genug bin ich jedenfalls, mutmaßte ich.

Doch je verzweifelter sich mein Kopf auf die Suche nach einer Ursache versteifte, desto heftiger hielt mein Körper dagegen und reagierte mit allen möglichen Symptomen: Schmerzen, Kribbeln, Ausschlag, Zahnschmerzen, Kreislaufproblemen, Durchschlafstörungen, Rückenschmerzen, Schwindel, Herzstechen, Magendrücken, Sodbrennen, Durchfall, juckender Kopfhaut, der Angst in Ohnmacht zu fallen, und maximaler Erschöpfung. Dinge, die meine ohnehin vorhandenen

Ängste weiter steigerten, zumal ich einfach keine Erklärung fand, trotz stundenlangem Kopfzerbrechen und kostspieliger Untersuchungen bei unterschiedlichen Ärzten.

Zunächst dachte ich, wöchentliche Eiseninfusionen in einer teuren Praxis für Selbstzahler würden helfen. Pustekuchen, denn das taten sie nicht, meine Beschwerden hielten sich hartnäckig. Vielleicht war doch ein Calciummangel schuld? Hoffnung keimte auf, die sich so lang hielt, bis mein Körper zu einem neuen Schlag ausholte, in Form neuer Symptomen. Diffuse Ängste gesellten sich dazu, die ich weder einordnen noch mit einem Auslöser in Verbindung bringen konnte.

Irgendwann erreichte ich den Rand der Verzweiflung. Ich wusste nicht mehr, wo oben und unten, was hilfreich und was nicht ist, und am schlimmsten: Ich erkannte mich selbst nicht mehr. Während ich früher immer belastbar und leistungsfähig gewesen war, auch unter stressigen Bedingungen, fühlte ich mich jetzt energielos, nervös und hilflos wie nie zuvor in meinem Leben, kurz gesagt, wie ein großes Knäuel unerklärlicher Symptome. Ein Symptom kommt eben selten allein, dachte ich.

Nachdem ich wochenlang vergeblich nach passender Hilfe gesucht hatte, bei meiner Hausärztin, der Terminvermittlungsstelle des ärztlichen Bereitschaftsdienstes, einer Krisen- und Notfallaufnahme und einer Privatklinik für psychosomatische Medizin, kam ein Punkt, wo ich spürte, dass ich allein nicht mehr zurechtkomme und umgehend ärztliche Hilfe brauche. Per E-Mail wandte ich mich an meine Hausarztpraxis und bat um eine Einweisung ins Krankenhaus.

Heute weiß ich, dass die Symptome alle Zeichen meines Körpers waren, die ich nicht als solche zu deuten gewusst hatte. Wer denkt bei Zahnweh schon zuerst an die Psyche? Und bei Erschöpfung an Depressionen? Erst durch meinen Psychiater habe ich gelernt, dass man in Fällen wie meinem von einer Konversionsstörung spricht, bei der Stress in Körpersymptome umgewandelt und dadurch zum Ausdruck gebracht wird. In Fachkreisen wird das auch als Somatisierung bezeichnet, wenn, wie in meinem Fall, körperliche Beschwerden vorliegen, für die aber keine organische Ursache gefunden wird. Wieder was dazugelernt, leider auf die harte Tour.

Was mir im Umgang mit Symptomen hilft:

- Symptom erst mal eine Zeitlang beobachten
- Bei Bedarf: Zeitnah beim Hausarzt abklären lassen
- Eigenen Körper inklusive Reaktionen kennenlernen
- Vorerfahrungen und bisheriges Wissen zunutze machen
- Gut über eigene Erkrankungen informieren (Wissen)
- Internetrecherche nur bei Stabilität (Trigger, Ängste!!)
- Einstieg in die Angstspirale sofern möglich vermeiden
- Ablenken, bis eine Abklärung beim Arzt möglich ist
- Im Notfall: Zur Entlastung mit jemand austauschen
- Atem- und Regulationsübungen (Beruhigung)

[Erschöpfung]

Egal wie viele Stunden ich geschlafen habe, ich bin morgens schon k.o. Erholt aufzuwachen, kenne ich, wenn überhaupt, nur aus dem Urlaub. Die Frage ist meist nur, ob ich in einem leicht dissoziierten und gestressten Zustand aufwache, der von Angst und Panik begleitet wird, oder ob mich nach dem Aufwachen nur eine leichte Nervosität begrüßt, die sich gut aushalten lässt. In der Regel bin ich froh, wenn die Nacht mit ihren wiederkehrenden Albträumen und dem Zähneknirschen vorbei ist. Denn erholsam war sie mit hoher Wahrscheinlichkeit nicht.

Erschöpft in den Tag zu starten, ist mein Normalzustand. Was damit zusammenhängt, dass mein Nervensystem sich ständig in einem Zustand erhöhter Wachsamkeit befindet, denn mein rational denkender Gehirnteil weiß, dass ich heute in Sicherheit bin, aber mein Reptiliengehirn lässt sich davon immer noch nicht ganz überzeugen. Es ist wirklich sehr stur, ganz wie seine Besitzerin.

Inzwischen habe ich zwar gelernt, wie Selbstregulation funktioniert und kann mein Nervensystem über den Körper wieder ins Gleichgewicht bringen, aber das hängt immer davon ab, wie stark ich getriggert wurde und wie groß der resultierende Stress war. Wenn ich zwölf Stunden lang starke Schmerzen hatte, in denen mein Körper sich ununterbrochen auf eine drohende, aber imaginäre Gefahr vorbereitet hat, dann kann es schonmal sein, dass ich hinterher zwei bis vier Tage brauche, um wieder ins Gleichgewicht zu finden.

Bis ich aus dem Zustand der Dysregulation wieder raus bin, fühle ich mich, als hätte ich eine Langstreckenwanderung hinter mir, die halbe Nacht nicht geschlafen und säße nun mit zwei Kannen Kaffee im Blut auf dem Sofa. Auch wenn ich keine Ahnung habe, was auf Ebene des Stoffwechsels dabei genau in meinem Körper passiert, fühlt es sich grausam an. Meist nach einer Mischung aus purer Verzweiflung, dem Wunsch, einfach nur ein normales Leben führen zu wollen und dem Gefühl, dass diese extreme Erschöpfung nie mehr zu Ende gehen und für immer bleiben wird.

Dass auch meine Stimmung dadurch regelmäßig im Keller ist, brauche ich sicher nicht zu erwähnen. Das liegt daran, dass die Speicher der Stresshormone Adrenalin und Kortisol leer sind, was allein auf der Ebene der Neurotransmitter zu einem Absturz in eine Depression sorgen kann, wie ich kürzlich gelernt habe. Jedenfalls fühlt es sich an, als würde ein großer Stein auf mir liegen, von dem ich mich nicht befreien kann und der mich im Stressstrudel gefangen hält.

Goodbye Stressstrudel, Hello Traumastrudel!

Das Fiese an diesem Zustand ist, dass ein Teil von mir weiß, dass es wieder vorbei geht, aber ein anderer Teil glaubt, dass es kein Entkommen gibt. Was meine traumatisierten kindlichen Anteile auf den Plan ruft, die immer noch schwer davon zu überzeugen sind, dass ich heute erwachsen bin und selbst über mein Leben bestimme. Das führt oft direkt in den Traumastrudel, den großen Bruder des Stressstrudels.

Da Geduld in dieser Verfassung nicht mein Stärke ist, mache ich das Ganze vermutlich schlimmer als es sein müsste, indem ich mich selbst unter Druck setzte, möglichst schnell wieder in mein Gleichgewicht finden zu müssen, auch wenn Verstand weiß, dass extremer Stress mit extremer Erschöpfung einhergeht, die nicht per Knopfdruck abzuschalten ist.

Mein Kopf wünscht sich Normalität, aber mein Körper ist erschöpft. So erschöpft, dass sich mein Blick auf die Welt und mich selbst verdunkelt, ich die Hoffnung auf Besserung verliere und mein soziales Leben vorübergehend zum Erliegen kommt. Dann weiß ich manchmal nicht, wo ich die Kraft hernehme weiterzumachen. Aber was wäre die Alternative?

Aufgeben ist und bleibt keine Option für mich, denn dann wäre ja alles, was ich bisher an Veränderungen erreicht habe, futsch. Aber mit chronischem Stress zu leben, ist eben auch anstrengend. Weil er mich immer wieder an meine psychischen und körperlichen Grenzen bringt, was Außenstehenden häufig verborgen bleibt.

Niemand kriegt mit, wenn ich weinend und erschöpft auf meinem Sofa liege, mit innerer Not und Verzweiflung ringe und das Gefühl habe, dass mein Leben keinen Sinn macht. Oder ich tagelang nur das allernötigste erledige, weil ich so k.o. bin, dass selbst der Gang zum Briefkasten zur Herausforderung wird, die mich Überwindung kostet. Am schlimmsten ist, dass ich mich häufig selbst noch fertig mache, als ob mein Zustand noch nicht elend genug wäre und negative Selbstkommentare etwas daran ändern könnten.

Diese Gedanken begleiten mich oft noch, wenn ich die schlimmste Phase der Erschöpfung bereits überstanden habe. Sie treiben mich an, meine meist spärliche Energie aufzuwenden, um weiter nach Optimierungsmöglichkeiten für meine Situation zu suchen. So kann das schließlich nicht weitergehen. Was wieder neuen Stress in mir auslöst, denn ein aus dem Takt geratenes Nervensystem repariert man nun mal nicht im Handumdrehen.

Ganz nüchtern betrachtet ist meine ständige Erschöpfung eine Folge meines chronischen Stresses, der sich auf Körper und Psyche gleichermaßen auswirkt. Ein wahrer Teufelskreis: Denn der übermäßige Stress führt zu Verspannungen, Zähneknirschen, Migräne & Co., was wieder Stress erzeugt, der zu Erschöpfung führt. Was wieder Stress auslöst, wenn ich dagegen ankämpfe und so weiter und so fort.

Manchmal fühle ich mich wie Sisyphos, der seinen Stein den Berg hochrollt: Kaum habe ich mich wieder reguliert und mein innerliches Gleichgewicht gefunden, werde ich wieder durch ein Ereignis oder einen Trigger aus der Bahn geworfen und das Spiel geht von vorne los. Echt anstrengend und frustrierend, so ein Leben mit einem Bindungstrauma.

Denn auch an »guten« Tagen habe ich weniger Energie zur Verfügung als meinem Alter angemessen wäre. Der menschliche Körper ist eben nicht für Dauerstress gemacht. Doch auch wenn mein Akku ständig leer ist, versuche ich mich zu erinnern, was ich schon geschafft und erreicht habe. Und freue mich auf das kommende Jahr, das für mich ganz unter dem Motto »Selbstmitgefühl« steht, denn das hilft im Umgang mit chronischen Schmerzen und Stress.

Was mir im Umgang mit Erschöpfung hilft:

- Zustand akzeptieren, um innerlich Druck rauszunehmen
- Bedürfnisse des eigenen Körpers ernst nehmen (Ruhe, Schlaf)
- Ablenkung durch ein Hörbuch oder auch Fernsehen
- Genug Zeit lassen, um wieder ins Gleichgewicht zu finden
- Rückzug und Außenkontakte reduzieren oder meiden
- Bewegung an der frischen Luft (je nach Verfassung)
- Im Notfall: Ein oder zwei Tage krankmelden
- Kontakt zur Natur in jeder Form

Zuviel Input

[Reizüberflutung]

Freizeitparks, Konzerte, öffentliche Verkehrsmittel oder Gruppenwanderungen, was für andere Menschen Spaß und Freude pur bedeutet, ist für mich der reinste Alptraum. Denn diese Dinge haben eins gemeinsam: Reizüberflutung. Ein körperlicher und psychischer Zustand, der sich dadurch auszeichnet, dass mein System mit so vielen Reize gleichzeitig konfrontiert wird, dass es sie nicht mehr geordnet verarbeiten kann.

Für mich fühlt sich dieser Zustand an, als säße ich gefesselt und geknebelt mitten in einem Orchestergraben, wo gerade der Radetzkymarsch von Johann Strauß geprobt wird, während ein Suchscheinwerfer mir mit voller Wucht ins Gesicht leuchtet, es penetrant nach Gülle stinkt und fünf Personen gleichzeitig an meiner Kleidung ziehen, um meine Aufmerksamkeit zu erhaschen und mir etwas Wichtiges mitzuteilen.

Innerlich ist Reizüberflutung für mich gekoppelt an große Verzweiflung und das Gefühl, ausgeliefert zu sein, da ich mich den Reizen meistens nicht in dem Maße entziehen kann, wie es nötig wäre, damit ich mich wieder besser fühlen kann. Da durch Situationen, die mich mit Reizen überfluten, auch traumatische Erinnerungen getriggert werden können, was zur Folge hat, dass mein denkender Gehirnteil sein Steuerungsvermögen verliert, während Emotionen mein Bewusstsein überfluten und mich in die Vergangenheit zurückversetzen, kann der Umgang mit Reizüberflutung echt herausfordernd sein. Bestes Beispiel: Die Fahrt in einem überfüllten Fernverkehrszug.

Praktisch jeder Platz ist besetzt, unter dem Sitz vor mir liegt ein Hund, direkt neben meinem Platz am Gang steht eine Mutter mit Kind, das unbedingt den Hund sehen und streicheln will, hinter mir hustet ein Mitreisender lautstark, die Klimaanlage funktioniert seit Beginn der Fahrt nur eingeschränkt und gerade sind fünf betrunkene Fußballfans mit Bierflaschen in der Hand zugestiegen, die sich laut grölend auf Englisch über mehrere Sitzreihen hinweg über ihre für den Abend geplante Kneipentour unterhalten.

Jeder Versuch, mich gedanklich an meinen inneren Wohlfühlort zu beamen, scheitert in solchen Ausnahmesituationen. Alle Muskeln in meinem Körper spannen sich an, ich will weg, kann aber nicht. Meine Reizbarkeit nimmt zu, ich versuche mir zu sagen, dass die Situation vorbeigeht, aber das interessiert mein Nervensystem kein bisschen. Es steckt längst im wohl vertrauten Überlebensmodus, bemüht darum, für Sicherheit zu sorgen, die sich aufgrund der andauernden Reizüberflutung aber nicht einstellen will.

Ein Leben jenseits von Partymeile & Co.

Zum Glück sind solche Extremsituationen selten. Denn ich versuche, sie so weit wie irgend möglich zu vermeiden. Was auch bedeutet, dass eine ganze Reihe an Freizeitaktivitäten für mich nicht in Frage kommt. Auf ein Pop-Konzert gehen? Niemals, zu viele Menschen, zu laut. An Karneval einfach mal Fünfe gerade sein lassen? Absolut nicht mein Ding, zu viele alkoholisierte, enthemmte Feiernde, die laut grölend und tanzend ihren Spaß haben, während in mir ein emotionaler Ausnahmezustand tobt, weil meine Nerven Intensität und Masse der Außenreize nicht verkraften.

Solche Veranstaltungen zu besuchen, käme für mich selbstschädigendem Verhalten gleich. Denn ich weiß im Vorhinein, wie es mir hinterher gehen wird. Das macht auch ein Stück einsam. Weil ich oft das Gefühl habe, mit solch einer anderen, jenseits der Norm liegenden Reizwahrnehmung allein dazustehen, was unweigerlich dazu führt, dass ich mich verkehrt fühle oder sogar selbst als Spaßbremse sehe, dank meines inneren Kritikers.

Ich finde, seit das Thema »Hochsensibilität« an Bekanntheit gewonnen hat, ist auch das Thema »Reizüberflutung« salonfähiger geworden. Es ist heute mehr oder weniger wissenschaftlich belegt, dass eine höhere sensorische Empfindlichkeit für Reize eine Erklärung dafür liefert, wieso Menschen sich bezüglich dieser Eigenschaft voneinander unterscheiden. Und zwar von Geburt an.

Trotzdem finde ich es schwierig, zwischen einer bereits angeborenen Eigenschaft im Sinne von Hochsensibilität und einer durch das Trauma ausgelösten Anpassungsstrategie zu unterscheiden. Denn woher weiß ich heute, ob ich bereits mit einer erhöhten Empfindsamkeit für Reize auf die Welt kam oder ob die Reizüberflutung mit dem konstanten Scannen meiner Umgebung auf Gefahr zusammenhängt?

Frühe Überforderung als Ursache?

Wenn wir als Kinder keine sichere Bindung erwerben konnten, weil Einstimmung und Spiegelung durch die Bezugsperson fehlten, steckt unser System nämlich in einer Art dauerhaft erhöhter Wachsamkeit, die als Hypervigilanz bezeichnet wird und sicherstellen soll, dass wir überleben, indem wir unsere Umgebung ständig auf potenzielle Reize und Gefahren hin überprüfen: Ist jemand da, der merkt, wie es mir geht? Wie geht es der Person? Muss ich mir Sorgen machen, weil sie gerade nicht lacht? Und so weiter und so fort.

Das war mit Sicherheit anstrengend für mein junges, sich noch entwickelndes Nervensystem, denn permanent die Umgebung auf Gefahren zu scannen, um mich innerlich wappnen zu können, gegen das, was da kommen könnte oder eben auch nicht, muss eine Überforderung gewesen sein. Deshalb kann ich mir gut vorstellen, dass diese Strategie zu einer Herabsetzung meiner Reizschwelle geführt hat, also der Zeit bis zur Reaktion auf einen Reiz, und langfristig damit auch zu einer erhöhten Reizempfindlichkeit. Trotzdem handelt es sich um ein Henne-Ei-Problem: War meine Neigung zur Reizüberflutung schon angeboren oder hat sie sich als Folge einer traumabedingten Verhaltensanpassung entwickelt?

Bisher habe ich keine eindeutige Antwort auf diese Frage gefunden. Denn sie ändert nichts an der Tatsache, dass ich mich bezüglich des Themas »Reizüberflutung« oft wie ein Schmetterling unter Raupen fühle, unverstanden und anders. Gute gemeinte Ratschläge helfen da wenig, denn dieses Gefühl entspringt meinen traumabedingten Überzeugungen und Glaubenssätzen, die sich allein durch Denken nicht auflösen lassen. Ebenso wenig wie meine Neigung, von zu viel Reizen dermaßen überstimuliert zu werden, dass ich mich tagelang davon erholen muss. Da hilft nur eine große Portion Selbstmitgefühl.

Und auch wenn das Thema »Reizüberflutung« nicht einfach ist, weil es mich immer wieder einholt, bin ich sicher, dass ich durchaus lernen kann, negativ erlebte Eigenschaften in einem positiven Licht zu sehen. Denn wenn ich gut für mich sorge, mich so weit wie möglich vor einem Zuviel an Reizen schütze, und es mir gelingt, mir selbst gegenüber wohlwollend zu bleiben, kann ich mir auch zugestehen, dass ein erhöhte Empfindsamkeit für Reize durchaus ihre Vorteile hat, wenn es um Empathie, Emotionen und Einstimmung geht.

Was mir im Umgang mit Reizüberflutung hilft:

- Eigene Grenzen bewusst machen und achten
- Auf meinen Körper hören, um rechtzeitig gegensteuern zu können
- Überforderung im Alltag vermeiden, um reguliert zu bleiben
- Situationen meiden, die mit starker Reizüberflutung einhergehen
- Freizeitaktivitäten in reizarmen Umgebungen wählen
- Regelmäßig Rückzugsphasen einplanen, um zu regenerieren
- Hilfsmittel nutzen (Ohrstöpsel, Kopfhörer, Schlafmaske)
- Körperübungen zur Selbstregulation machen

Bin gleich zurück

[Dissoziation]

Es gibt Tage, da bin ich einfach nicht ich selbst. Obwohl ich das häufig erst hinterher merke, wenn ich im Tagesverlauf eine subtile Veränderung meiner Wahrnehmung registriere. Es ist dann so, als ob sich ein Schleier lichtet, ich alles um mich herum wieder in einem klaren Licht sehen kann, die Farben plötzlich wieder strahlen, und meine Konzentration zunimmt, so dass ich gefühlt innerlich wieder zu mir selbst zurückkomme.

Ich bin froh, dass diese Veränderungen mild ausfallen und ich auch an solchen Tagen meinen Alltag bewältigen kann. Das Zeitgefühl habe ich zum Glück dabei noch nie komplett verloren. Denn bis vor kurzem war mir gar nicht bewusst, dass es sich dabei um eine Form von Dissoziation handelt. Darunter versteht man einen Schutzmechanismus unserer Psyche, bei dem sich unsere Wahrnehmung merklich verändert, und dessen Auswirkungen von Erinnerungslücken über Weggetreten sein bis zu völliger Teilnahme- oder Bewusstlosigkeit reichen können. Er dient dazu, unerträgliche Reize und Situationen durch Abspaltung unseres Bewusstseins aushaltbar zu machen.

Oft sind das traumatische Erlebnisse oder damit verknüpfte Erinnerungen, denn diese werden von Betroffenen als so existenzbedrohend wahrgenommen, dass die Psyche zur Dissoziation als Mittel des Ausblendens greift, um das Erlebte bewältigbar zu machen.

Meine schlimmste Erfahrung mit Dissoziation ereignete sich morgens beim Aufwachen im Krankenhaus, als sich das erste Mal meine Wahrnehmung derart veränderte, dass ich das Gefühl hatte, abgetrennt von meinem Körper, nicht mehr ich selbst zu sein und neben mir zu stehen. Voller Panik lief ich damals zum Stationszimmer der Schwestern, auf Hilfe hoffend, weil ich total verunsichert von meinem

Erleben war, nur um barsch abgewiesen und auf mein Zimmer zurückgeschickt zu werden. Keine gute Erfahrung.

Ich griff zum Telefon und erzählte einer Freundin von dem, was mir gerade widerfahren war. Nach und nach legte sich meine Angst und ich beruhigte mich wieder. Aus heutiger Sicht glaube ich, es handelte sich um eine kurze Episode von Depersonalisation, denn in den Jahren danach machte ich weiter Erfahrungen damit, wie sich Dissoziation anfühlt.

Einmal musste ich kurz nach Urlaubsbeginn, meine Therapeutin kontaktieren, um einen Notfalltermin zu vereinbaren, weil ich seit drei Tagen das Gefühl hatte, völlig neben mir zu stehen und irgendwann merkte, dass ich ein merkwürdiges Fremdheitsgefühl beim Anblick meiner Arme entwickelt hatte, die gar nicht zu mir zu gehören schienen. Ein Beispiel für die veränderte Wahrnehmung, die beim Erleben dissoziativer Symptome auftritt.

Weniger weg sein müssen, mehr da sein können

Seit dieser Zeit habe ich viel über meine Neigung zur Dissoziation gelernt. Wenn zum Beispiel ein Gespräch bestimmte Situationen und Gefühle aus meiner Kindheit triggert, sprich diese aktiviert, kann es sein, dass ich zunächst starke Angst wahrnehme. Dann taucht die Dissoziation wie eine dunkle Wolke aus dem Nichts auf, legt sich über mein Erleben und dämpft die aktvierten Gefühle, wie ein Schutzmantel, der über ein Objekt geworfen wird, das andernfalls großes Unbehagen beim Betrachter hervorrufen würde.

Mir selbst war dieser Zustand lange nicht bewusst, vermutlich weil er mir sehr vertraut war, so dass ich ihn gar nicht in Worte hätte fassen können. Ich bin daher froh, dass meiner Therapeutin im Laufe unserer Sitzungen auffiel, dass sich die oben beschriebenen Veränderungen oft im Lauf einer Therapiestunde einstellen. In umgekehrter Reihenfolge natürlich. Denn durch den zwischenmenschlichen

Kontakt und die Arbeit an meinen Themen, schaffte ich es immer besser, zwischen Vergangenheit und Gegenwart zu unterscheiden und die ehemals überwältigende Gefühle wohldosiert zu fühlen.

Dadurch musste meine Psyche immer seltener die Dissoziation zur Bewältigung meiner traumatischen Erfahrungen heranziehen. Und ich verlor meine Angst vor diesem Zustand, weil ich fing an zu verstehen, dass es lediglich ein Schutzmechanismus ist, der mich vor Überflutung durch schwierige Gefühle bewahrt und kein Zeichen dafür, dass ich den Bezug zur Realität verliere, sprich verrückt werde.

Eine wichtige Erfahrung, denn sie hilft im täglichen Umgang mit den Auswirkungen meines Bindungstraumas. Ich kann heute ziemlich genau einschätzen, ob ich in einer konkreten Situation Gefahr laufe, traumaassoziierte Gefühle zu triggern, die unweigerlich mit dissoziativen Symptomen verbunden sein können, oder ob ich gut in der Gegenwart geerdet und verankert bin, und dadurch meine Geschichte mit Abstand betrachten kann.

Was mir im Umgang mit Dissoziation hilft:

- Kaltes Wasser im Gesicht oder Eispack im Nacken
- Saure Lebensmittel nutzen, wie Zitronen oder Chili-Bonbons
- Gegenstände in meiner Umgebung laut benennen
- Auf einem Bein stehen und versuchen die Balance zu halten
- Bewegung: Tanzen, Schütteln, Abklopfen, Spazierengehen
- Beide Füße fest auf den Boden stellen und spüren (Erden)
- An Duftöl oder etwas anderem riechen (Sinne aktivieren)
- Kontakt mit anderen Menschen herstellen (Blickkontakt)
- Klopfen als Selbsthilfemethode

Ich brauch(t)e ein dickes Fell

[Übergewicht]

Es ist falsch zu sagen, dass ich mein Leben lang übergewichtig war. Denn auf den Fotos aus meiner Baby- und Kinderzeit, aber auch denen aus meiner Schulzeit, sehe ich, was mein Körpergewicht angeht, aus heutiger Sicht normal aus. Trotzdem fällt mir beim Thema »Gewicht« direkt ein ungesundes Essverhalten von früher ein, bei dem es um Brote mit Nutella geht, die ich zusammen mit meiner Schwester beim Fernsehen essen durfte, wenn wir bei meiner Tante zu Besuch waren.

Auch die Torten und Kuchen, die meine Oma jeden Samstag backte, und die es beim offiziellen sonntäglichen Familienmittagessen zur Kaffeezeit gab, sind ein Indiz dafür, dass Essen und Zuwendung bei mir früh eng miteinander verknüpft wurden. Der ideale Nährboden für Fehlprogrammierungen in Bezug auf mein Essverhalten. Denn kaum in der Pubertät mit ihren vielschichtigen Veränderungen angekommen, wurde mein Gewicht zu einem Thema in meinem Leben.

Da auch meine Mutter mit Übergewicht kämpfte, war es wenig verwunderlich, dass ich irgendwann das erste Mal eine Art Diät machte, indem ich meine Nahrungsaufnahme stark beschränkte und Kalorien zählte. Ein Grund dafür waren sicher auch die Hänseleien in der Schule, wo dank Schwimm- und Sportunterricht aber auch durch die permanenten Vergleiche untereinander der Druck mein Gewicht zu verringern stetig anstieg.

Kein Wunder, wer will schon gerne als Rollmops bezeichnet werden und bei der Auswahl von Tanzpartnern auf Klassenfahrten oder bei Geburtstagsfeiern als Letztes gewählt werden? Diese kleinen Gemeinheiten produzierten jede Menge Schamgefühle, denn zu Hause hatte ich wenig Vorbilder was den gesunden Umgang mit Diäten, Abnehmen und Wohlfühlgewicht angeht. Kein Wunder, dass das

Verhältnis zu meinem Körper und meinem Gewicht von Jahr zu Jahr schwieriger wurde.

Denn ich habe früh gelernt, dass Essen auch noch andere Bedürfnisse befriedigt als rein körperlichen Hunger. Und kann mich deshalb heute noch gut daran erinnern, wie ich mir das erste Mal eine Riesenportion Nudeln mit Tomatensauce zubereitete, um sie anschließend allein auf meinem Zimmer zu verschlingen. Der Beginn einer verhängnisvollen Leidenschaft, die mich bis zum heutigen Tag verfolgt.

Essen wurde mehr und mehr zu einem vertrauten Freund, der immer für mich da war. Egal ob ich traurig, einsam oder frustriert war. Ich erinnere mich an eine Situation im Auto meiner Eltern auf dem Rückweg von einem Besuch bei meiner Oma, wo mir spontan der Gedanke kam, dass ich bereit wäre, auf fast alles in meinem Leben zu verzichten, aber niemals auf Essen. Was wie ein mentaler Rettungsanker war, der mir Kraft gab.

Je älter ich wurde, desto größer wurden Busen und Bauch. Was vermutlich weniger schlimm gewesen wäre, wenn ich mich selbst gemocht hätte. Aber ich hatte stets das Gefühl, durch mein Übergewicht nicht liebenswert zu sein. Daran änderten auch erste Begegnungen mit Männern wenig, die üppige weibliche Formen bevorzugten. Ich passte einfach nicht in das 08/15-Gewichtsschema, obwohl ich damals von starkem Übergewicht weit entfernt war.

Essen ist mehr als Nahrungsaufnahme

Doch kaum war ich in meine erste Wohnung gezogen und zum ersten Mal, was meine Nahrungsaufnahme und die Essenszubereitung anging, auf mich gestellt, nahm auch mein übermäßiges Essen als Ersatzbefriedigung für unterdrückten Gefühle zu. Schließlich gab es außer mir selbst keine kontrollierende Instanz mehr, die mitbekam, wann und wie viel ich aß. Und so stieg mein Übergewicht stetig.

In meiner Studienzeit verschlang ich manchmal so viele Nudeln, dass mir hinterher richtig schlecht war, weil mein Magen bis oben hin voll war. Doch dieses Unwohlsein war nichts im Vergleich zu meinem Verlangen nach Essen. Vermutlich wäre ich ausgeflippt, wenn man mich auf Nulldiät gesetzt und Nudeln verboten hätte. Denn Essen gab mir Halt, Trost und all die anderen Dinge, wie Selbstberuhigung und Zufriedenheit, von denen ich damals gar nicht wusste, dass ich sie eigentlich gerne gehabt hätte.

Zugegeben, auch meine zwei Auslandsaufenthalte in den USA trugen rückblickend gesehen nicht gerade zu einem gesunden Essverhalten meinerseits und weniger Übergewicht bei. Denn dort tobte ich mich mit Mitte Zwanzig bis Anfang Dreißig so richtig aus, was Fast Food und ungesundes Essen angeht. Auch wenn ich dabei manchmal an meine Grenzen stieß, wie beim Verzehr einer Vier-Käse-Pizza von Pizza Hut, mit Extra-Käse im Rand, dir mir so schwer im Magen lag, dass ich stundenlang Höllenqualen litt.

Als mein Studium zu Ende ging und meine Eltern entschieden das Reihenhaus zu verkaufen, in dem ich aufgewachsen war, was ziemlich belastend für mich war, wechselten sich Phasen mit Weight Watchers und Nordic Walking ab mit Zeiten wo ich allabendlich Pasta-Gelage veranstalte, die vom regelmäßigem Konsum einer Flasche Lambrusco begleitet wurden. Goodbye Traumgewicht, Hello Jojo-Effekt!

Es geht weiter aufwärts auf der Waage

In den Jahren danach stieg mein Gewicht kontinuierlich, schließlich wurde ich nicht jünger und mutierte auch nicht über Nacht zu einer Sportskanone. Jedem Schockmoment auf der Waage folgte früher oder später ein weiterer Schockmoment, so dass ich irgendwann einfach aufhörte, mich zu Wiegen. Bis ich von einer Freundin eine Waage geschenkt bekam, die ich heute noch habe und sogar ab und zu nutze.

Einen ersten Aha-Moment hinsichtlich meines Übergewichst hatte ich vor Jahren, als ich ein Buch des Hirnforschers Achim Peters in Händen hielt, in dem er beschrieb, dass unser Gehirn bei Stress rabiat den Energiebedarf hochschraubt, unabhängig davon, ob wir die Kalorien wirklich benötigen. Es dämmerte mir, dass ein hoher Stresslevel verhindert, dass Diäten gelingen. Damals wusste ich allerdings noch nichts über Trauma.

Dass ein Trauma mit einem hohen, im Körper gebundenen Stresslevel einhergeht, war mir nicht klar. Ebenso wenig wie die Tatsache, dass ich im Grunde nicht unter wiederkehrenden depressiven Episoden litt, sondern dass das nur ein Aspekt unter vielen in Folge meiner komplexen posttraumatischen Belastungsstörung war.

Inzwischen weiß ich aus der Fachliteratur, dass es eine Verbindung zwischen Übergewicht und Traumata gibt. Denn Essen kann für Betroffene wie mich zu einem sehr verlässlichen Bewältigungsmechanismus werden, um mit andernfalls überwältigenden Gefühlen von Ohnmacht, Hilflosigkeit, Schmerz oder Scham umzugehen. Was selbstverständlich nicht nur für Essen, sondern auch für Alkohol und andere Drogen gilt, aber Essen müssen wir, um uns zu ernähren, unabhängig davon, welches Verhältnis wir dazu vielleicht haben.

Alles bleibt anders?

Erfreulicherweise hat sich mein Verhältnis zum Essen und zum Überessen in den vergangenen Jahren dank meiner Traumatherapie deutlich entspannt. Wozu auch die verschiedenen Unverträglichkeiten sicher ihren Teil beigetragen haben, die ich bedingt durch welche Gründe auch immer entwickelt habe. Denn wenn man wie ich auf zu viel Gluten, Laktose, Hefe, Zucker, Histamin und die eigenen Hormone reagiert, schränkt das automatisch die Auswahl an Nahrungsmitteln ein, wenn auch nicht die Mengen.

Entscheidender ist in diesem Zusammenhang, dass ich Essen seltener als automatische Bewältigungsstrategie nutze, weil ich gelernt habe, mit den zugrunde liegenden Gefühle umzugehen. Was nicht heißt, dass ich völlig frei davon bin, mich zu überessen. Je stärker ein Trigger, desto stärker ist immer noch mein Verlangen nach Essen zur Beruhigung und als Belohnung für das, was ich gerade aushalten musste.

Aber mir ist auch klar, dass mein Übergewicht in einem direkten Zusammenhang zu meinem Stresslevel steht. Je besser ich mit Stress umgehen lerne und je besser es mir gelingt, mich selbst und meine Emotionen zu regulieren, desto geringer der Druck zu essen. Dabei hilft es mir, mein Verhalten langsam und ohne Druck zu verändern, denn Druck erzeugt allenfalls Gegendruck bei inneren Anteilen von mir, die lieber essen, statt die schmerzlichen Erinnerungen aus der Vergangenheit in Bewusstsein dringen zu lassen.

Die größte Herausforderung beim Thema »Essen« ist und bleibt für mich deshalb die Emotionsregulation. Einer Fähigkeit, die Betroffenen wie mir häufig fehlt. Denn nur wenn ich gelernt habe, meine Gefühle über die dazugehörigen Körperempfindungen wahrzunehmen, zu benennen und konstruktiv mit ihnen umzugehen, kann ich auch dem Automatismus des Überessens Einhalt gebieten. Dann kann ich wahrnehmen, welches Bedürfnis hinter dem Essenswunsch steckt, um es angemessen und ohne Nahrung zu befriedigen.

Dieser Zusammenhang ist mir noch mal klarer geworden, seit ich mich mit der Systemischen Therapie mit inneren Anteilen (IFS) befasse. Aus deren Verständnis heraus gehört der Mechanismus des Überessens nämlich zu den Feuerbekämpfern, also jenen inneren Anteilen in uns, die es sich zur Aufgabe gemacht haben, unsere verletzten Anteile zu schützen, indem sie zu jedem verfügbaren und einigermaßen erfolgversprechenden Mittel greifen, um sicher zu stellen, dass die gut weggepackten Schmerzen der kindlichen Anteile nicht an die Oberfläche dringen können.

Je besser es mir aber gelingt, diese verletzten kindlichen Anteile zu versorgen und sie zu entlasten, desto weniger müssen die Feuerbekämpfer eingreifen und desto seltener muss ich Essen als Bewältigungsstrategie für scheinbar unerträgliche Gefühle einsetzen.

Dennoch liegt noch einiges an Arbeit vor mir, um endlich mein dickes Fell, sprich mein Übergewicht, nachhaltig reduzieren zu können. Denn die Zusammenhänge zwischen Übergewicht und Trauma sind weitaus komplexer als hier von mir dargestellt und würden mit Sicherheit ein eigenes Buch füllen.

Was mir im Umgang mit Essen hilft:

- Keine strikten Verbote, da sie Überessen fördern können
- Gefühle und Bedürfnisse hinter Essenswunsch identifizieren
- Selbstregulation verbessern und nutzen (Emotionen)
- Zusammenhang zwischen Essen und Stress verstehen
- Stressreduktion durch Bewegung und Zeit in der Natur
- Arbeit mit inneren Persönlichkeitsanteilen
- Körperbezogene Selbstmitgefühl-Übungen

[Trigger]

Eigentlich müsste alles im Leben traumatisierter Menschen mit einer Triggerwarnung versehen sein. So wie bei YouTube, wenn es bei einem Video um Gewalt oder Ähnliches geht. Leider ist das unmöglich. Denn insbesondere bei komplex traumatisierten Menschen wie mir gibt es auch innere Zustände und Gefühle, die triggern können. Wie soll man vor denen bitte gewarnt werden?

Ein Trigger ist ein Auslöser, der in einem Menschen bestimmte bewusste oder unbewusste Erinnerungen oder Gefühle wachruft. Das kann ein Lied sein, das man in seiner Jugend gehört hat oder der Geruch von frisch gemähtem Gras, das einen an eine schöne Zeit in den Sommerferien erinnert. Oder auch das Glücksgefühl nach einer langen Wanderung, das sich beim Blick auf das Erinnerungsfoto sofort wieder einstellt.

Leider sind Trigger im Zusammenhang mit Trauma oft negativ besetzt. Sie können an schlimme Erfahrungen aus unserer Kindheit erinnern oder an Gefühle, die zu dieser Zeit abgespalten werden mussten, um zu Überleben. So kann ein kleines Kind beispielsweise seinen Eltern gegenüber keine Wut zulassen, da es auf die Versorgung durch seine Bezugspersonen angewiesen ist und alles daransetzen muss, um diese Beziehung aufrechtzuerhalten. Die Wut, die trotzdem entstehen kann, ist aber nicht einfach weg, sondern sie schlummert in unserem Körper und kann getriggert werden. Ohne dass wir die Zusammenhänge vielleicht auf Anhieb verstehen.

So ging es mir in den letzten Jahren oft. Ich war von jetzt auf gleich in einer emotionalen Reaktion gefangen, die völlig überproportional und unpassend für meine aktuelle Situation war. Beim Autofahren wurde ich plötzlich extrem wütend, ich fühlte mich bedroht, wenn jemand zu dicht hinter mir in der Schlange im Supermarkt stand, und wenn jemand mich nicht zurückgrüßte oder mich griesgrämig anschaute, hatte ich das Gefühl, etwas falsch gemacht zu haben oder ein von Grund auf schlechter Mensch zu sein. Mein Alltag war damals gespickt mit Triggern, auf die ich mir keinen Reim machen konnte.

Wenn ein Reiz zur Überflutung führt

Schlimm wurde es, als emotionale Flashbacks hinzukamen. Das sind alte traumatische Gefühle, die durch einen Trigger ausgelöst werden können, was unter Umständen für mich selbst schwer zu erkennen war und noch schwerer aufzulösen. Wie zum Beispiel meine Verlustängste, die jahrelang in mir geschlummert hatten.

Plötzlich geriet ich in einen Zustand großer Panik und innerer Not, sobald ich keinen Kontakt zu jemandem herstellen konnte, der mir nahestand. Während ich mir alle möglichen Horrorszenarien ausmalte, darüber, was alles passiert sein könnte, und keinerlei klaren Gedanken mehr fassen oder an etwas anderes denken konnte, stand ich völlig neben mir und verstand die Welt nicht mehr. Was einmal bis zu der Angst führte, sterben zu müssen.

Was da in mir hoch kam, war alles andere als lustig. Es rührte an existentiellen Ängsten, die mit voller Wucht in mein Bewusstsein drängten, ohne dass ich etwas dagegen tun konnte. Dinge, die ich früher beiläufig registriert hatte, wie das Martinshorn der Rettungswagen, wühlten mich innerlich plötzlich auf und waren schwer auszuhalten, weil sie etwas in mir anstießen und auslösten, was ich nie zuvor gespürt hatte: meine innere Not.

Jedes Mal, sobald ich das Horn hörte, zuckte ich innerlich zusammen, spürte Angst in mir hochsteigen und musste mir erst wieder bewusst machen, dass ich in Sicherheit bin.

Dabei hat es mir sehr geholfen, mir Wissen über Trigger im Zusammenhang mit Trauma anzueignen und zu verstehen, was in solchen Momenten in mir passiert. Außerdem war es wichtig für mich, meine Trigger mit der Zeit immer besser kennenzulernen. Was mich zwar bis heute nicht davor schützt, erneut getriggert zu werden, was unvermeidlich ist, aber mir hilft schneller zu verstehen und einzuordnen, was gerade los ist. Was aus meiner Sicht bereits die halbe Miete ist, wenn es um das Thema »Knöpfe drücken für Fortgeschrittene« geht, also meine traumabedingten Trigger.

Was mir im Umgang mit Triggern hilft:

- Im Akutfall: Raus aus der Situation und Abstand schaffen
- Eigene Trigger kennen, um sie besser zu verstehen (Liste)
- Hintergrundwissen aneignen, um Mechanismus zu verstehen
- Trigger, die bekannt sind, soweit es möglich ist, vermeiden
- Akzeptieren, dass Trigger beim Leben mit Trauma dazu gehören
- »How to Stop an Emotional Flashback« von Richard Grannon
- Selbstmanagement: Struktur, Selbstfürsorge, Stressreduktion
- Erdungs- und Orientierungsübungen (Gegenwartsbezug)

Nicht die Nerven verlieren

[Nervensystem]

Nerven sind das Einzige, was man verlieren kann, auch wenn man gar keine mehr hat. Den Beweis dafür liefere ich mir selbst regelmäßig. Was kein schönes Gefühl ist, denn dann spüre ich, dass meine Toleranzgrenze erreicht ist und jeder weitere Reiz mein inneres Stressfass zum Überlaufen bringen könnte. Dabei ist es völlig egal, woher der Auslöser kommt. Fakt ist, dass er mich aus der Bahn werfen wird, denn ein traumatisiertes Nervensystem neigt zu starken Ausschlägen, nach oben wie nach unten.

Ein gutes Beispiel ist das Autofahren, das aufgrund eines unschönen Erlebnisses längere Zeit zu einer nervlichen Herausforderung für mich wurde. Obwohl ich das Gefühl von Freiheit und Selbstbestimmtheit liebe, das in mir entsteht, wenn ich mich hinters Steuer setze. Denn durch das Erlebnis hatte sich ein Schleier aus diffusen Ängsten über meine Freude zum Autofahren gelegt, was dazu führte, dass schon allein der Gedanke an eine längere Fahrt meine Nerven blank liegen ließ.

Nicht lautstark und mit viel Getöse, nein, ganz dezent, heimlich, still und leise schleicht sich in solchen Momenten dann ein körperliches Gefühl der Unsicherheit ein. Ich fühle mich nicht mehr geerdet im Hier und Jetzt, meine Körperspannung steigt und unangenehme Gedanken machen sich in meinem Kopf wie auf einem Sofa breit: Schaffe ich das? Was ist, wenn ich es doch nicht schaffe? Was, wenn ich anhalten und die Fahrt abbrechen muss? Spaß sieht anders aus.

Psychologisch gesehen spielen gleich mehrere Faktoren eine Rolle: Die Erinnerung an das Ereignis beim Autofahren wirkt als Trigger für Angst, Unsicherheit und Kontrollverlust, was meinen Körper veranlasst, in einen Zustand der Aktivierung zu wechseln, den sogenannten

Überlebensmodus. Dieser befeuert den Sympathikus, also jenen Teil meines autonomen Nervensystems, der für eine Aktivitätssteigerung meines gesamten Systems zuständig ist. Leider ist genau dieser Zustand erhöhter Aktivierung mit traumatischen Erinnerungen verknüpft, die ebenfalls aktiviert werden, was zur Folge hat, dass sich auch die Sorgen in meinem Kopf verstärken, die sich dann schnell zu waschechten Katastrophenszenarien auswachsen.

Willkommen im Angstkreislauf, indem das Motto lautet: Nur nicht die Nerven verlieren! Was anfangs, nach dem Aufbrechen meiner traumatischen Erfahrungen, überhaupt nicht leicht war. Schließlich hatte ich Angst davor eher im Kopf wahrgenommen, weil mir mein Körper und seine Empfindungen fremd waren. Was die Reaktionen meines Nervensystems einschließt. Heute habe ich gelernt zu spüren, wenn ich flacher atme oder sich eine diffuse Unruhe in meinem Körper ausbreitet, beides Signale von Angst.

Auch die Wetterlage kann ich, ohne das Biowetter nachzulesen erspüren, weil sich ein leichter Druck oder ein Ziehen in meinem Kopf breit macht (»migräneartige Beschwerden«) oder ich unerwartet schlecht drauf bin (»seelische Störungen«) und mich kaum konzentrieren kann. Fluch und Segen zugleich. Denn das bedeutet auch, dass ich meine Nerven besser nicht verliere, weil sich das Wetter wieder ändert und damit die Befindlichkeit meiner Nerven.

Fakt ist, dass ich mich endlich mehr denn je in meinem Körper zu Hause fühle, auch wenn meine Nerven äußerst sensibel auf innere und äußere Einflüsse und Reize reagieren. Eine Tatsache, die mich täglich aufs Neue fordert und zwingt, immer wieder nach neuen Wegen für einen wohlwollenden Umgang mit mir und meinem empfindlichen Nervensystem zu suchen, begleitet von Tools, die mir helfen, mich zu regulieren und meine Nerven nicht zu verlieren.

Aus der Zeit gefallen

[Zeitbezug]

Manchmal würde ich die Zeit gerne anhalten. Um das Erlebte noch eine Weile mit allen Sinnen auskosten zu können. Und es so später besser erinnern zu können. Das gilt vor allem für die schönen Momente, die mir oft erst bewusstwerden, wenn sie schon wieder vorbei sind: Ein bunter Regenbogen über dem Meer, der rot-orange gefärbte Himmel an einem kalten Wintermorgen oder ein gutes Gespräch, das ein Gefühl von Verbundenheit und gegenseitiger Bereicherung bei mir hinterlassen hat.

Oft spielt auch meine subjektive Wahrnehmung der Zeit eine große Rolle. Während das Wochenende in einem rasanten Tempo an mir vorüber zieht, was ich mit Wehmut und Bedauern wahrnehme, ziehen sich Montage oft wie Kaugummi in die Länge, denn sie sind für mich in erster Linie mit Pflichterfüllung, ToDo-Listen und Verlust von Freiheit und Selbstbestimmtheit verbunden.

Doch Montage sind nicht das Einzige, was mein Zeitgefühl beeinträchtigt. Auch meine traumatischen Erfahrungen sorgen regelmäßig dafür, dass es mir schwerfällt, zwischen Vergangenheit und Gegenwart zu unterscheiden. Denn durch innere oder äußere Trigger werde ich, ohne die Wahl zu haben, innerlich in Situationen zurückversetzt, auf die mein Körper immer noch reagiert wie damals in der Vergangenheit.

Da diese alte Situationen mit einem hohen Stresslevel gekoppelt waren, der immer noch einen dauerhaft angespannten körperlichen Zustand bei mir aufrechterhält und mit einer permanente Hab-Acht-Stellung verbunden ist, übersehe ich zeitweise, dass mein Körper zwar in der Gegenwart lebt, aber mein Traumagedächtnis kein Zeitgefühl kennt.

Das bedeutet auch, dass die Zeit allein kein Trauma heilen kann. Was ich am eigenen Leib erfahren habe. Denn viele Jahre meines Lebens habe ich damit zugebracht, nach den Ursachen für meine Probleme zu suchen, ohne dabei im Hier und Jetzt zu leben.

Ich war im wahrsten Sinne des Wortes ständig auf der Flucht vor mir selbst, gefangen in den hohen Erregungszuständen meines Nervensystems, fokussiert auf Leistung und Anerkennung im Außen, innerlich aber abgekoppelt von mir und meinen Gefühlen, in Form von Depressionen und Dissoziation.

Ohne Zugang zu meiner Wut, die aus heutiger Sicht hinter den Depressionen steckte, haderte ich jahrelang mit meiner Vergangenheit, suchte mit Hilfe von Gesprächstherapie nach Lösungen, ohne zu realisieren, dass meine ständigen Sorgen und Ängste über die Zukunft ein Indiz dafür waren, dass ich gar nicht wirklich in der Gegenwart lebte. Sie stellten vielmehr einen verzweifelten Versuch meiner Psyche dar, die Kontrolle über mein Leben zurückzuerlangen, um mich endlich sicher fühlen zu können, in meinem Körper und auf dieser Welt. Was nicht gelang.

Im Gegenteil, in extremen Stressphasen neigt mein Traumgedächtnis heute noch dazu, überall Katastrophen zu sehen. Es erwartet immer das schlimmste mögliche Ergebnis und sorgt dafür, dass alltägliche Geräusche mich in Sekundenschnelle in Panik versetzen, was mich zu Beginn der Auseinandersetzung mit meinem Bindungstrauma stark verunsicherte, weil mir die dahinterstehenden Mechanismen noch nicht vertraut waren und ich eine Tendenz hatte, immer weiter in den Teufelskreis der Angst einzusteigen, ohne allein wieder herauszufinden.

Grüße aus der Vergangenheit

Dass in meinem Gedächtnis durch die hohe innere Anspannung in stressigen Situationen wie beispielsweise dem Warten auf einen Zug alte Erinnerungen angestoßen werden, die in meiner Kindheit mit ähnlichen Zuständen meines Nervensystems gekoppelt gewesen waren, war mir lange nicht klar.

Allem Anschein nach rechnete mein Traumagedächtnis ständig damit, dass mir wieder etwas »Unberechenbares« widerfahren könnte, setzte also das Warten mit Erwarten gleich. Warten fühlte sich als Kind für mich aber bedrohlich an, da ich von anderen abhängig war, was auch erklärt, warum ich heute noch jede Art von Spannung schwer aushalten kann.

Was früher mal ganz anders war, als sich mein Bindungstrauma noch hinter Depression und Dissoziation versteckte. Denn in meiner Jugend liebte ich Psychothriller und Bücher über Serienmörder.

Aus gutem Grund, wie ich inzwischen verstanden habe, denn durch die Inhalte wurde mein Nervensystem in einen permanent hohen Erregungszustand versetzt, einen Zustand, den ich nur zu gut kannte und für normal hielt. Da ich kaum Zugang zu meinen Gefühlen hatte, vermutlich auch regelmäßig dissoziierte, um meinem Alltags zu entfliehen, ließen mich die grausamen Inhalte damals kalt, was heute komplett anders ist, wo die aktuellen Nachrichten absolut ausreichen, um starken Stress auszulösen.

Unfreiwillige Zeitreise

Trigger sind ein weiterer Grund für mein verzerrtes Zeitgefühl. Denn sie haben zur Folge, dass ich von der Gegenwart in die Vergangenheit zurückversetzt werde, indem sie in mir einen Stresszustand auslösen, der mit einer vergangenen Erfahrung gekoppelt ist. Je nachdem, wie schlimm diese Erfahrung war, kann ein Trigger auch einen (emotionalen) Flashback auslösen, das Wiedererleben der damaligen Situation mit allen zugehörigen Gefühlen, Körperempfindungen und Gedanken. Mein Körper lebt zwar in der Gegenwart, reagiert in solchen Momenten aber auf die Vergangenheit.

Was dazu führt, dass ich in diesen Situationen eine unfreiwillige Zeitreise antrete, die sich dadurch bemerkbar macht, dass innere kindliche Anteile sich über Gefühle, Körperempfindungen und Gedanken, manchmal auch körperliche Symptome, bemerkbar machen, die mich komplett vereinnahmen und mein Bewusstsein übernehmen, so dass ich vorübergehend meine Handlungskompetenz als erwachsene Frau verliere. Was nichts mit Realitätsverlust zu tun hat, sondern einfach einen traumabedingten Mechanismus meiner Psyche darstellt.

In diesen Momenten hilft es mir, die unfreiwillige Zeitreise wieder rückgängig zu machen, indem ich die Veränderung zunächst bemerke (was mir inzwischen immer besser gelingt) und dann durch gezielte Orientierung und Erdung in der Gegenwart dafür Sorge trage, dass sich mein Zeitgefühl wieder auf das Hier und Heute bezieht. Und ich nicht mehr aus der Zeit gefallen bin.

Ich und mein Kopf wollen schlafen, aber mein Körper nicht

[Schlafstörungen]

Zum Thema »Schlafen« könnte ich ein ganzes Buch schreiben. Schließlich bin ich jede Nacht aufs Neue damit konfrontiert. Und ab einem gewissen Alter hat man echt viele Erfahrungen mit Schlafen und all den Dingen, die einen davon abhalten oder dabei stören können. Ehrlich gesagt ist es für mich ein echt schwieriges Thema, da ich seit der Kindheit wiederholt mit Schlafstörungen zu kämpfen habe, so dass ich es hasse, mich tagsüber damit zu befassen.

Denn mit der Angst vor der nächsten Nacht fängt es oft an. Gerade in Phasen von großem Stress, ausgelöst durch Schmerzen oder Trigger, kann ich mit an Sicherheit grenzender Wahrscheinlichkeit vorhersagen, dass mein Schlaf in der Nacht gestört sein wird. Entweder hält mich dann ein Zustand der Übererregung davon ab, überhaupt einzuschlafen, oder ich wache mitten in der Nacht auf, um gegen 3 Uhr morgens festzustellen, dass es zu früh ist, um aufzustehen aber zu spät, um sagen zu können ich hätte durchgeschlafen.

Da helfen auch Tools wie Gewichtsdecke oder Heizkissen unter Umständen wenig. Mein Körper produziert dann Stresshormone, die ohne mein Einverständnis dafür sorgen, dass mein Nervensystem aktiviert bleibt, was sich anfühlt wie eine hormongesteuerte Party, wo der DJ völlig im Rausch ständig neue Songs auflegt, obwohl die Tanzfläche längst leer ist, weil alle Gäste nach Hause gegangen sind.

Gut zu reden, hilft da ebenfalls wenig. Denn wer weiß, wie unser autonomes Nervensystem funktioniert, der weiß auch, dass es deshalb autonom heißt, weil es ohne unsere willentliche Steuerung arbeitet. Schimpfen, jammern und toben führen, wie ich bestens weiß, allein deshalb nicht zum ersehnten Schlaf, weil sie den Stresskreislauf kräftig anheizen, indem sie Blutdruck, Puls und Herzschlag steigern,

Faktoren, die unserem autonomen Nervensystem signalisieren, es möge bitte jede Menge Verteidigungsenergie bereitstellen, um uns auf eine drohende Gefahr vorzubereiten.

Wenn der Tiger einfach keine Ruhe lässt

Schließlich scheint irgendwo der berüchtigte Säbelzahntiger zu lauern, der mich immer an die lustigen Comics der Familie Feuerstein erinnert, sonst wäre unser Stresssystem nicht angesprungen.

Leider kann dieser hoffentlich nur imaginäre Tiger bei Betroffenen, die wie ich unter den Folgen von posttraumatischem Stress leiden, auch im Inneren lauern: In Form von Flashbacks, Alpträumen, Intrusionen oder überflutenden Emotionen, die sich gerne dann zu Wort melden, wenn wir eigentlich Ruhe bräuchten und schlafen wollen.

Doch während ich früher vor dem Einschlafen in erster Linie in Gedankenkarussell und Grübelschleife in meinem Kopf festhing, weil ich keinen Zugang zu meinem Körper und den in ihm schlummernden traumatischen Erfahrungen hatte, hat sich das durch die Reaktivierung dieser Erinnerungen inklusive Dekompensation und Aufarbeitung in der Therapie stark verändert. Denn dieser neu gewonnene Zugang zu meinem Körper führte auch zu neuen Symptomen.

Ein Schlafräuber kommt selten allein

Das schlimmste davon ist die Angst vor dem Einschlafen, auch bekannt als Hypnophobie, denn sie führt dazu, dass ich total müde werde, aber jedes Mal kurz bevor ich einschlafe, panisch hochschrecke, weil ich denke, dass ich weiter wach bleiben und meine Umgebung im Blick behalten muss, weil ich sonst sterbe. Was für mich eindeutig eine Folge meines Bindungstrauma ist, da ich vermutlich früh angefangen habe, mir Sorgen, um das Wohlergehen meiner Mutter zu machen, die damals depressiv und selbst traumatisiert war.

Ein anderes Phänomen betrifft sich aufdrängende Bilder, die sich bei mir bei großem Stress im Zusammenhang mit dem Übergang zum Schlafen oder beim Aufwachen einstellen und die ich als Intrusionen, also Wiedererinnerungen beschreiben würde. Obwohl sie sich absolut real anfühlen, wird mir unmittelbar klar, dass sie nicht echt sind. Sie gehen bei mir mit starker vegetativer Übererregung und Angst einher, was dafürspricht, dass sie mit der Reaktivierung von traumatischem Stress zusammenhängen.

Glücklicherweise habe ich die Hintergründe dieser Symptome inzwischen verstanden, so dass ich mir auch im Fall stark belastender Phänomene, die im Kontext von Schlafen auftreten können, größtenteils selbst helfen kann. Abgesehen davon, dass ich mich in meiner Umgebung orientiere, einer der wichtigen Maßnahme im Umgang mit Trauma, nutze ich bei Alpträumen inzwischen eine Methode, bei der ich das im Traum Erlebte nach dem Aufwachen »umschreibe«, also den Traum anders enden lasse, als ursprünglich erlebt, um dadurch Abstand von den belastenden Gefühlen zu schaffen.

Ein ganz wesentlicher Punkt zur Besserung meiner Schlafstörungen war allerdings meine körperbasierte Traumatherapie, mit deren Hilfe ich Stress abbauen und Selbstregulation aufbauen konnte. Denn die besten Tools und Tricks helfen wenig, wenn die Dysregulation des Nervensystems so groß ist, dass es dauerhaft in einem Zustand anhaltender Übererregung steckt.

Während mein Körper also ununterbrochen nach Bedrohungen sucht, ähnlich dem Duracell-Hasen aus der Werbung der 80er Jahre, der immer noch trommelt, nachdem alle anderen Hasen ihre Arbeit längst eingestellt haben, versuchen mein Kopf und ich zu schlafen. Was wenig Aussicht auf Erfolg hat. Denn evolutionär gesehen ist Schlafen im Überlebensmodus absolut kontraproduktiv, wer möchte schon schlafend bei lebendigem Leib von einem Säbelzahntiger gefressen werden?

Ohne Sicherheit auch kein Schlaf

Wenn es um Schlafen geht, ist auch Sicherheit ein zentraler Aspekt für mich. Denn wie Entspannung lässt sich das Gefühl von Sicherheit nicht über den Kopf, sondern nur über unsere Körperempfindungen und deren Wahrnehmung herstellen.

Keine leichte Aufgabe, wenn man wie ich traumatische Erfahrungen gemacht hat, die einem genau diese gefühlte Sicherheit geraubt haben. Dieses fehlende Sicherheitsgefühl ist es, was mir oft fehlt, wenn ich in einer fremden Umgebung übernachten muss, wo mein Nervensystem deutlich länger als zu Hause braucht, um zu registrieren, dass keine Gefahr droht. Als Folge sind diese Nächte oft besonders kurz, weil der Schlaf lange auf sich warten lässt.

Da ist es hilfreich, zumindest einen Raum ganz für mich allein zu haben, der über eine Tür verfügt, die ich hinter mir zu machen kann. Am besten eine, die ich vom Bett aus im Blick habe. Für eine optimale Schlafumgebung sollte es auch keinerlei störende Geräusche oder Lichter geben, denn beides wird schnell zum Fokus meiner Aufmerksamkeit und hindert mein empfindliches System, sich auf das Einschlafen zu konzentrieren. Ruhig und störungsarm sollte meine Umgebung sein, denn grölende Mitreisende, die spät nachts ihren Zimmerschlüssel suchen, oder Verkehrslärm jeglicher Art sind absolute No-Gos für meine sensiblen Nerven.

Während eines Aufenthalts in den USA, wo ich eine sozial umtriebige Mitbewohnerin hatte und die Wände dünn wie Papier waren, wurden Ohrstöpseln zu treuen Begleitern für mich. Die kleinen Stöpsel verhindern zwar nicht gänzlich, dass ich hin und wieder mal vom Telefon aus dem Schlaf gerissen werde, aber sie helfen mir die äußere Flut von Reizen einzudämmen und meinem Nervensystem den Abstand zu verschaffen, den es braucht, um die Umgebung nicht permanent auf unbekannte Geräusche zu scannen.

Zwei weitere Must-Haves meiner Schlafroutine sind Schlafmaske und Zweitkissen: Die Maske nutze ich vor allem unterwegs, wenn ich das Zimmer, wo ich schlafe, nicht komplett verdunkeln kann, denn kleineste Mengen Licht reichen, um meinen Schlaf zu stören, was gerade im Sommer zum Problem werden kann. Das zusätzliche Kissen, wahlweise auch eine Decke oder zur Not einen Pullover, nutze ich, um etwas auf meinen Kopf zu legen, denn der sanfte Druck wirkt beruhigend und hilft mir, leichter einzuschlafen.

Wenn die Anspannung auch nachts nicht nachlässt

Was nicht heißt, dass ich erholsam schlafe. Denn eine weitere Folge von langanhaltendem posttraumatischem Stress ist die nächtliche Anspannung der Muskeln im Körper, die sich bei mir durch Zähneknirschen und daraus resultierende Verspannungen in Kopfbereich und Kiefer zeigt, sowie durch meine nach oben geklappten T-Rex-Arme, die ich mit zu Fäusten geballten Händen an meinen Oberkörper presse. Eine Art nachgestellte Embryonalstellung, die mich jeden Morgen mit starken Verspannungen am ganzen Körper aufwachen lässt. Meist auch in einem Zustand, der von Unruhe und Nervosität geprägt ist, da mein Körper trotz Schlaf die ganze Nacht unter Stress gestanden hat, so dass erholtes Aufwachen praktisch unmöglich ist.

Was vermutlich auch durch einen erhöhten Cortisolspiegel verursacht wird, denn die Konzentration dieses Stresshormons ist morgens in den ersten Stunden des Tages am höchsten. Die Stärke dieser Reaktion hängt bei mir auch mit dem aktuellen Stresslevel zusammen, denn wenn der vorübergehend hoch ist, beispielsweise durch Schmerzen, ist auch mein Stressgefühl beim Aufwachen größer.

Oft bin ich deshalb schon morgens erschöpft statt ausgeruht, aber an Mittagsschlaf oder Ähnliches ist nicht zu denken. Denn seit ich zurückdenken kann, ist tagsüber zu schlafen ein Ding der Unmöglichkeit für mich und funktioniert nur im Fall von extremer körperlicher

Erschöpfung oder Krankheit. Auch auf Reisen, egal mit welchem Verkehrsmittel, kann ich unterwegs kein Nickerchen machen, denn während meine Mitreisende friedlich ihre Augen schließen und entspannt weg dösen, arbeitet mein System auf Hochtouren, es funktioniert schließlich nach dem Prinzip »Safety first«, dessen konstante Alarmbereitschaft mit Entspannung und Loslassen wenig zu tun hat.

Entspannung (fast) unmöglich

Fachlich gesehen handelt es sich dabei nicht um eine klassische Schlafstörung, sondern eher die Unfähigkeit zu entspannen, die von Experten als Hypervigilanz bezeichnet wird und ein wichtiges Leitsymptom bei posttraumatischen Störungsbildern darstellt.

Denn mein Unvermögen wirklich zu entspannen, hält mein Stressempfinden auf einem konstant hohen Niveau. Was dazu führt, dass ich anfälliger für neu hinzukommende Stressoren werde, die mein inneres Stressfass leichter zum Überlaufen bringen, was wiederum Auswirkungen auf meine Schlafqualität hat. Ein Teufelskreis, der schwer zu durchbrechen ist.

Trauma und Schlaf sind für mich daher kein Dreamteam. Sie hängen eng miteinander zusammen, was eine voneinander losgelöste Betrachtung schwierig bis unmöglich macht. Dennoch habe ich Wege gefunden, jenseits der Aufarbeitung meines Bindungstraumas, um meine Schlafqualität zu verbessern: Neben Gewichtsdecken, Ohrstöpseln, Schlafmasken und Heizkissen helfen mir auch Meditationen, Körperübungen, Nahrungsergänzungsmittel und grundlegende Schlafhygienemaßnahmen, um meinen Körper leichter davon zu überzeugen, dass ich und mein Kopf gerne schlafen wollen und dass wir alle drei am nächsten Tag profitieren, wenn wir halbwegs ausgeschlafen sind.

Was mir im Umgang mit Schlafstörungen hilft:

- Mich regelmäßig bewegen und Zeit in der Natur verbringen
- Aufwühlende Gespräche oder Telefonate am Abend vermeiden
- Keine spannende Filme und Bücher vor dem Einschlafen
- Keine Abendnachrichten im Fernsehen oder online schauen
- Kein Zucker, kein schweres Essen oder Rohkost zum Abendessen
- Bei Stress: Warmes Bad, Fußbad, Wärmekissen, Körperübungen
- Bei Alpträumen: Orientieren, Umschreiben (IRT)
- Gewichtsdecke zum Entspannen vor dem Einschlafen nutzen
- Hörbuch anhören, das für Ablenkung sorgt
- Hilfsmittel wie Ohrstöpsel, Schlafmaske, Fleecedecke
- Gute Schlafumgebung (dunkel, kühl, ruhig, sicher)
- Regelmäßiges Meditieren und Achtsamkeitsübungen

Gefangen im Katastrophenmodus

[Traumastrudel]

Weißt du, was ein Traumastrudel ist? Als ich das Wort zum ersten Mal hörte, musste ich sofort an Essen denken, vermutlich weil ich Essen mit Beruhigung verbinde, so dass es für mein Gehirn nur logisch war, diese Verknüpfung herzustellen. Aber es geht hier nicht um gebackene Teigrollen à la Apfelstrudel, sondern Strudel im Sinne einer kreis- oder spiralförmigen Bewegung von Wasser, die sich zu einem Wirbel mit starken Sogwirkung auswachsen kann, die im Meer und in Gewässern lebensgefährlich sein kann.

Lebensgefährlich ist ein Traumastrudel zwar nicht, aber es ist ein sehr unangenehmer Zustand, der einer Art Daueralarm unseres Nervensystem entspricht. Wenn ich darin festhänge, fühlt es sich an, als ob nichts helfen könnte. Vergessen ist all das Wissen, das ich mir inzwischen über Trauma angeeignet habe, versperrt der Zugang zu meinen Tools und Ressourcen, von denen ich eben vielleicht noch geschwärmt habe, denn sie sind wie ausgelöscht in meinem Kopf. Alle Bemühungen, sie zu aktivieren, sind vergeblich, ich habe einfach keinen Zugriff mehr.

Ein bisschen als würde ich mit beiden Füßen im Matsch feststecken und so in Panik geraten, dass ich immer tiefer einsinke, verzweifelt über meinen Zustand, aber vollkommen unfähig nach einer sinnvollen Lösung zu suchen. Hilflosigkeit pur. Gepaart mit großen Mengen körperlicher Überlebensenergie, die sich in Form von Gefühlen wie Angst, Panik, Scham, Verlorenheit oder Alleinsein äußert, denn diese Energie ist verknüpft mit meinen traumatischen Erfahrungen, die in meinem Traumagedächtnis schlummern.

Wenn ein Traumastrudel länger andauert, kann das extrem anstrengend sein, da mein Körper jede Menge Stresshormone ausschüttet, um diesen Katastrophenmodus überhaupt aufrechterhalten zu können. Das Schlimme ist, dass ich nicht nur mit meinen körperlichen Reaktion in der Vergangenheit festhänge, sondern dass auch meine Handlungskompetenz brach liegt, weil meine Gedanken völlig vereinnahmt sind von diesem Zustand.

Wie ein nicht enden wollender Daueralarm

Ich sehe überall nur noch Katastrophen: Dass ich sicher bald meinen Job und meine Wohnung verliere, mein Leben keinen Sinn mehr macht, niemand mich mehr mag oder ich bestimmt bald an einer schlimmen Krankheit sterben werde. Mit Abstand betrachtet ist mir zwar vollkommen klar, dass mein Gehirn dadurch nur nach einem Ausweg aus dem Traumastrudel sucht, indem es mich für mögliche Gefahren sensibilisiert, aber wenn ich drinsteckt, ist mir dieses Wissen nicht zugänglich.

Je länger ich in diesem Zustand feststecke, desto schlechter geht es mir. Denn was mir dann fehlt, ist Beruhigung. Und die kann mir mein Verstand nicht bieten. Weil der Traumastrudel eng verknüpft ist mit unseren Überlebensreaktionen, also Kampf, Flucht oder Totstellen, die vom autonomen Nervensystem gesteuert werden, braucht es einen körperbasierten Ansatz, um wirksam gegensteuern zu können.

Es braucht in erster Linie die Fähigkeit zur Selbstregulation, die wir idealerweise in unseren ersten Lebensjahren durch Ko-Regulation lernen. Denn je besser unsere Selbstregulation, desto breiter ist auch unser Toleranzfenster, also der Bereich an steuerbarer Erregung unseres Nervensystems, der darüber bestimmt wie schnell wir in einen Zustand von Übererregung oder Untererregung jenseits unserer Fenstergrenzen geraten.

Doch obwohl ich mir diese Fähigkeit in jahrelanger Traumatherapie mühevoll angeeignet habe, so dass ich heute besser mit internen und externen Stressoren umgehen kann, gibt es bestimmte Trigger, sprich Auslösereize, die meine Toleranzgrenzen übersteigen. Das Ergebnis: Ein unfreiwilliger Ausflug in den Traumastrudel.

Wenn es hart auf hart kommt, brauche ich dann eine gut regulierte Person, die meine innere Not erkennt und mir wieder auf die Sprünge hilft. Denn die Gegenwart eines anderen wohlwollenden Menschen hilft mir, mich über die entstehende Co-Regulation wieder mit mir und der Welt verbunden zu erleben, was sich anfühlt, als würde mir jemand einen Rettungsring zuwerfen, der mich aus dem Traumastrudel zurückholt.

Selbst wenn ich mich noch am Rande des Traumastrudels befinde, sprich noch einigermaßen in der Gegenwart verankert bin, aber abzurutschen drohe, spüre ich heute, nachdem ich es wahrnehmen gelernt habe, wie wohltuend und beruhigend es sich anfühlt, wenn in solchen Situation jemand bei mir ist, der Geduld und Gelassenheit ausstrahlt, denn die überträgt sich automatisch auf mich und mein Nervensystem und hilft mir mich zu regulieren.

Trotzdem fällt es mir schwer, um Hilfe zu bitten, wenn ich im Traumstrudel stecke. Denn mein altes Glaubensmuster, dass ich alles allein schaffen muss und dass Hilfe in Anspruch zu nehmen ein Zeichen von Schwäche ist, steckt tiefverwurzelt in mir und verhindert, dass ich es schaffe verinnerlichte Überzeugungen, die früher einmal hilfreich und vielleicht sogar überlebenswichtig waren, durch neue angemessene Muster zu ersetzen.

Inzwischen konnte ich schon oft die (korrigierende) Erfahrung machen, dass mir geholfen wird, wenn ich danach frage, auch wenn ein Teil von mir immer noch skeptisch ist. Es braucht eben viel Geduld und auch Zeit, um einen Ersatz für das Urvertrauen zu schaffen, das ich nie hatte, denn Urverstrauen ist die Basis dafür, andere Menschen nicht als Gefahr zu sehen, sondern sie als regulierend und unterstützend erleben zu können.

Gefangen im Katastrophenmodus bin ich heute nur noch selten. Was daran liegt, dass die Themen, die mich regelmäßig in den Traumastrudel gezogen haben, besser integriert, sprich verarbeitet sind, so dass sie weniger leicht getriggert werden. Auch dass ich wiederholt die Erfahrung machen durfte, dass ich mit Unterstützung wieder aus dem Traumastrudel herausfinden kann, ist inzwischen gut in mir verankert, so dass ich mehr Vertrauen habe, auch zukünftig schwierige Situationen erfolgreich bewältigen zu können.

Wenn der Tiger innen und nicht außen lauert

[Chronische Schmerzen]

Niemand hat gerne Schmerzen. Menschen mit Hang zum Masochismus mal ausgenommen. Denn Schmerzen können eine echt fiese Sache sein, gerade wenn man sie regelmäßig und immer wieder hat. Was bei chronischen Schmerzen, wie der Name schon sagt, der Fall ist. Fakt ist, man kann ihnen nur schwer entkommen und muss daher einen Weg finden, mit ihnen zu leben und umzugehen.

Hier kommt der berühmte Tiger ins Spiel, der oft herangezogen wird, wenn es um die Erläuterung der Entstehung von traumatischem Stress geht. Nicht umsonst hat Peter Levine, der Begründer von Somatic Experiencing®, sein erstes Selbsthilfebuch über den von ihm entwickelten körperorientierten Ansatz zur Traumabewältigung »Waking the Tiger« genannt.

Es geht dabei darum, dass die Begegnung mit einem Tiger unseren Überlebensinstinkt weckt. Können wir schnell genug laufen, um dem Tiger zu entkommen (Flucht)? Ist kämpfen eine Option (Kampf)? Oder macht es Sinn, dass wir uns totstellen (Totstellreflex)? Richtig gut klingt keine der Alternativen, wenn ich ehrlich bin. Ein Tiger ist nun mal größer, schneller und mächtiger als wir Menschen.

Die Chancen sind also hoch, dass uns solch eine Begegnung überfordert. Doch auch wenn wir sie unbeschadet überstehen sollten, wird das Bild des Tigers zukünftig jede Menge gespeicherten Überlebensstress in uns aktivieren, so dass wir uns wieder wie im Angesicht des Tigers fühlen. Weil wir in der ursprünglichen Situation schlichtweg überfordert waren, konnte die ausgelöste Stressreaktion nicht abgeschlossen werden, unser Körper versucht deshalb immer noch, mit allen Mitteln diese Reaktion zu vollenden.

Aber was um Himmels willen hat das jetzt mit Schmerzen zu tun? Aus meiner Sicht eine Menge. Denn Schmerzen lösen im Körper Stress aus. Egal um welche Sorte von Schmerz es sich handelt, akut oder chronisch, signalisiert unser Gehirn eine potenzielle Gefahr (=Tiger) und aktiviert unser autonomes Nervensystem.

Trauma und Schmerzen

Die Krux an der Sache? Unser Gehirn weiß nicht, ob und wie groß die Gefahr in Wirklichkeit ist. Sprich auch ungefährlicher Schmerz, der regelmäßig und immer wieder auftritt, löst eine Stressreaktion in uns aus. Echt blöd, wenn man ohnehin schon auf einem Berg an ungelöstem traumatischen Stress sitzt, denn auch hier kann unser Körper nicht unterscheiden: Ist der ausgelöste Stress aktuell oder alt?

Chronische Schmerzen und Trauma sind daher eine besonders fiese Kombination. Denn auch ein Trauma geht mit Schmerzen einher, wenn auch in der Regel eher mit emotionalen Schmerzen statt mit körperlichen Schmerzen. Fakt ist, beide Arten von Schmerzen werden neurologisch betrachtet an ähnlicher Stelle im Gehirn verarbeitet.

Für mich sind Schmerzen inzwischen zu einem schwierigen Thema geworden. Denn seit meiner Jugend leide ich an chronischen Unterleibsschmerzen, die früher alle vier Wochen zu Kreislaufversagen, Erbrechen, Übelkeit und stärksten Unterleibskrämpfen geführt haben, und für die ich erst Jahrzehnte später eine Erklärung erhielt: Adenomyose.

Ein Organ auf Abwegen

Adenomyose ist eine gutartige Erkrankung der Gebärmutter, bei der Gewebe der Gebärmutterschleimhaut in das Muskelgewebe des Organs einwächst, damit zu einer Vergrößerung der Gebärmutter führt und sehr starken Unterleibsschmerzen verursacht, die alle vier Wochen also zwölf Mal pro Jahr wiederkehren.

Durch die Vergrößerung der Gebärmutter kann es auch zu Auswirkungen auf die umliegenden Organe wie Blase und Darm kommen, was zu einem extrem unangenehmen Druckschmerz führt. Das kann sich dann schon mal wie Geburtsschmerzen anfühlen, was inzwischen sogar wissenschaftlich belegt ist, aber auch von Betroffenen mit Kindern bestätigt wird.

Ein Trauma kommt anscheinend selten allein. Denn Dr. Konstantin Wagner, Frauenarzt und Content Creator bei YouTube, erklärt in seinem Video mit dem Titel »Adenomyose! Stärkere Schmerzen als normal? Das sollten Frauen wissen! Periodenschmerz« vom 18.04.2024, das dahinterliegende Problem so, dass es zum einen zu wiederkehrenden Verletzungen der Gebärmutter, sprich Traumata, kommt, die evolutionär aus zwei sich überlagernden Muskelschichten besteht, so dass der Körper versucht diese Verletzungen zu reparieren (»Tissue Injury and Repair«), wobei entzündungsfördernde Stoffe freigesetzt werden. Zum anderen kommt es bei der Kontraktion des Organs, bedingt durch den aufgebauten Druck, zur vorübergehenden Unterbindung der arteriellen Blutversorgung der Muskelschicht in der Gebärmutter, was mir endlich eine Erklärung für die extremen Schmerzen liefert, die ich seit meinem zehnten Lebensjahr habe.

Angst und andere fiese Folgen

Dass diese Art Schmerzen Stress verursacht, ist wohl selbsterklärend. Obwohl auch die Folgen nicht zu unterschätzen sind: Angst, depressive Verstimmungen, Erschöpfung bis hin zu purer Verzweiflung. Denn Schmerzmittel helfen mir nur bedingt. Abgesehen von Opiaten, die ich bisher nicht getestet habe, weil ich großen Respekt vor ihnen habe und keine Wunder erwarte, ist kein Mittel in der Lage, die Schmerzen vollständig auszuschalten, sondern nur sie zu lindern.

Monat für Monat kämpfe ich erst mit der Angst vor den Schmerzen, dann mit den Schmerzen selbst und anschließend mehrere Tage mit dem Stress, den die Schmerzen in mir auslösen. Es fühlt sich an, als würde der Tiger innen statt außen auf mich lauern. Und es gibt kein Entkommen.

Keine Aussicht auf Erfolg

Mein Verstand weiß, dass diese Phase wieder vorüber geht und dass die Schmerzen keine echte Gefahr für mich bedeuten, aber mein Körper ist in höchster Alarmbereitschaft gefangen. Spätestens am zweiten Tag komme ich mental an meine Grenzen, weil sich traumaassoziierte innere Anteile melden, die mit Gefühlen von Verzweiflung, innerer Not und Ohnmacht verknüpft sind. Ich fühle mich meinem Körper und den Schmerzen komplett ausgeliefert, denn Fliehen ist keine Option.

Das ist nicht nur anstrengend, sondern führt regelmäßig zu starker Erschöpfung. Als ob mein Körper sämtliche Stresshormone aufgebraucht hätte und sie erst neu produzieren müsste. Trotz Ruhe brauche ich oft mehrere Tage, bis ich wieder durchschlafen kann, ganz zu schweigen von klarem Denken, konzentriertem Arbeiten oder außerhäuslichen Aktivitäten. Mein Körper steckt im Überlebensmodus und ich mit ihm.

Trotz langjähriger Erfahrung mit dem Thema, regelmäßiger Physiotherapie und Betreuung durch einen kompetenten und empathischen Schmerztherapeuten habe ich bis heute keine Patentlösung für diese Zeit im Monat gefunden. Aktuell experimentiere ich mit Achtsamkeit, Selbstmitgefühl und einem Tee, der angeblich helfen soll, die Schmerzen erträglicher zu machen. Aber die Angst vor dem Tiger in mir bleibt.

Was mir im Umgang mit chronischen Schmerzen hilft:

- Übungen aus der Physiotherapie
- Antientzündliche Ernährung und Nahrungsergänzungsmittel
- Achtsamkeitsübungen und Meditationen (speziell für Schmerzen)
- Wärme: Heizkissen, Wärmflasche, Bäder
- Reduzierung von Stress vor einer Schmerzphase
- Arbeit mit meinen inneren Anteilen
- Ruhe in einer reizarmen Umgebung
- Rechtzeitige Einnahme von Schmerzmitteln
- Selbstregulationsübungen

Bewerbung als Wetterfrosch

[Wetterfühligkeit]

Das Wetter lässt heute mal wieder zu wünschen übrig. Schon beim Aufwachen habe ich auf der rechten Kopfseite ein leichtes Druckgefühl und mit der Konzentration will es trotz starkem Kaffee auch nicht recht funktionieren. Das Druckgefühl im Kopf wandert mit der Zeit in meinen Nacken und dann nach links, wird mal stärker und mal schwächer, bevor noch eine leichte Übelkeit hinzukommt und mein letzter Tatendrang schwindet. Jetzt ist Energiemanagement angesagt.

Experten sprechen bei Symptomen, wie ich sie gerade beschrieben habe, von Wetterfühligkeit oder Wetterempfindlichkeit, beides zu meinem großen Bedauern keine anerkannten ICD-10-Diagnosen, die mit unterschiedlichsten Symptomen einhergehen können.

Von Kopfschmerzen über Schlafstörungen und Migräne bis hin zur allgemeinen Abgeschlagenheit, die Liste ist lang und individuell. Wie die zugehörigen Nervensysteme der Menschen, die von ihnen betroffen sind. Die Symptome treten in der Regel bei einem Wetterwechsel oder bestimmten Wetterlagen auf und hängen unter anderem mit der Anpassungsfähigkeit unseres Organismus zusammen.

Wenn Anpassung zur Anstrengung wird

Doch genau darin besteht eine große Schwachstelle bei traumatisierten Menschen wie mir, deren Nervensysteme eine große Menge alten Stress »gespeichert« haben. Sie reagieren empfindlicher auf Außenreize, in diesem Fall Luftdruck und Temperatur, sind sie aber auch weniger flexibel, was ihre Anpassungsfähigkeit angeht, sprich ihre Fähigkeit zur Regulation.

Dadurch kann es traumatisierten Nervensystemen schwerer fallen, sich bei einem Wetterwechsel an veränderte Außenbedingungen anzupassen, was zu individuellen Befindlichkeitsstörungen führt.

An manchen Tagen kriege ich deshalb die Krise, denn ich stehe total neben mir und fühle mich auch psychisch instabil: Mir ist dann alles egal, ich würde am liebsten meinen Job hinschmeißen und an den Nordpol auswandern oder aber ich bekomme Angst depressiv zu werden. Was sich nach ein paar Stunden alles wieder relativiert.

Begleitet werden meine Gedanken meist von migräneartigen Beschwerden, Lärm- und Lichtempfindlichkeit, Kraftlosigkeit, Kreislaufbeschwerden oder Drehschwindel. Zum Glück wird es im Laufe des Tages meistens besser und ich spüre, wie sich, zusammen mit dem Wetter, auch mein körperlicher und psychischer Zustand stabilisiert. Einzige Ausnahme sind Hochstressphasen, in denen ich mehrere Tage lange großem Stress ausgesetzt bin, egal ob traumabedingt oder nicht, nach denen bis zu einer Woche dauern kann, bis mein System sich wieder vollständig erholt hat.

Weiterleben trotz Wetterchaos

Inzwischen hilft es mir beim Auftreten der Symptome das Biowetter zu Googlen, denn was dort steht, hilft mir meine Beschwerden einzuordnen und mir klarzumachen, dass ich zwar gerade etwas neben der Spur bin, aber lediglich mein Nervensystem etwas verrücktspielt, weil es besonders empfindlich auf Reize aller Art reagiert.

Sobald diese Erkenntnis in mein Bewusstsein eingesickert ist, kann ich besser mit der Situation umgehen und wieder von meiner Bewerbung als Wetterfrosch absehen, denn wer möchte schon den ganzen Tag in einem Glas auf einer Leiter sitzen.

Was mir im Umgang mit Wetterempfindlichkeit hilft:

- An der frische Luft bewegen und in der Natur aufhalten
- Bei Migräneerscheinungen: Kältemütze, nasses Tuch
- Bei Kreislaufproblemen: Armguss, Gesichtsguss (nach Kneipp)
- Mehr Ruhepausen einplanen und diese auch nehmen
- In Gelassenheit mit den eigenen Symptomen üben
- In Geduld üben, denn der Wettereinfluss nimmt auch wieder ab
- Wissen über die Auswirkungen des Wetters auf die Psyche
- Biowetter lesen, um Symptome einordnen zu können
- Selbstfürsorge: Viel trinken, bequeme Kleidung, Ruhe gönnen

Wirklich hochsensibel?

[Trauma versus Hochsensibilität]

Ich kann mich noch genau an den Tag erinnern, an dem ich in einer amerikanischen Buchhandlung das Buch »The highly sensitive person« von Elain N. Aron entdeckte. Schon während der Heimfahrt im Bus kam ich aus dem Staunen nicht heraus, erkannte mich wieder und hatte einen Aha-Moment nach dem anderen. Es sollte nicht bei diesem einen Buch bleiben. Denn das Thema »Hochsensibilität« schien gerade erst Fahrt aufzunehmen, so dass ich bald ein stattliche Sammlung aus Büchern dazu besaß.

Mich als hochsensibel zu beschreiben, machte Sinn: Ich hatte immer große Menschenansammlungen und Massenveranstaltungen gemieden, konnte mich in Großraumbüros wegen der Reizüberflutung kaum konzentrieren, war empfänglich für die unterschwellige Stimmung in einem Raum und konnte mich in andere Menschen hineinversetzen, besser oft als in mich selbst. Auch für feine Gewürze beim Kochen, Regentropfen auf einem getrockneten Blatt oder fehlende Buchstaben in einem Text hatte ich stets ein gutes Auge gehabt.

Für viele Menschen ist der Begriff »hochsensibel«, jedoch negativ besetzt. Sie denken sofort an die berühmte Prinzessin auf der Erbse, die trotz vieler übereinandergelegter Matratzen, die darunter befindliche Erbse immer noch spürt. Das sollte ein Talent sein? Nicht, wenn es nach den kritischen Stimmen geht, die ich in meiner Kindheit verinnerlicht habe, die mich immer wieder dazu bringen mich selbst niederzumachen, mit Kommentaren darüber, dass ich zu empfindlich bin, mich nicht anstellen soll oder schlicht nichts aushalte, weil ich nicht weiß, wie es ist, wenn man mit großen Entbehrungen aufwachsen und als Kind auf vieles verzichten musste.

Dabei ist Hochsensibilität eine Gabe, die es zu schätzen gilt. Menschen wie ich nehmen die Welt viel intensiver wahr, mit einem Blick für Details, können in Meetings vorausschauender agieren oder ihre besonderen Fähigkeiten in Berufen einbringen, wo Talente wie Empathie, Mitgefühl und Reflexionsvermögen gefragt sind.

Doch der Knackpunkt ist: Was, wenn ich gar nicht hochsensibel bin, sondern meine Fähigkeiten die Folge meiner Bindungstraumatisierung sind? Wenn die speziellen Eigenschaften, die ich all die Jahre für einen Beweis der Hochsensibilität hielt in Wirklichkeit Überlebensstrategien darstellen, die ich entwickeln musste, um als Kind in einer Umgebung klarzukommen, die sich nicht genug auf mich und meine Bedürfnisse eingestimmt hat? So dass ich den Prozess umdrehte, in dem ich im Überlebensmodus steckend lernte, mich perfekt auf mein Umfeld auszurichten? Oder ist Hochsensibilität doch eine vererbbare Eigenschaft, eine Anlage, mit der wir geboren werden, die durch traumatische Erfahrungen nur weiter verstärkt wird?

Eine eindeutige Antwort habe ich bis heute nicht gefunden. Nach allem, was ich bisher gelesen und am eigenen Leib erfahren habe, kann ein Bindungstrauma dazu führen, dass sich ein Baby sehr stark auf seine Bezugsperson fokussiert, um sein Überleben zu sichern. Sein Fokus liegt also im Außen, was dazu führt, dass es für feinste Veränderungen in seiner Umwelt sensibilisiert wird. Ein unbewusster Lernvorgang, der gegebenenfalls auf einem angeborenen Temperamentsmerkmal aufsetzt, der dadurch stärker zur Geltung kommt.

Heute bin ich jedenfalls fest überzeugt, dass eine starke Außenorientierung, eine hohe Empfindsamkeit für Reize und das daraus entstehende Gefühl der Überforderung alles Teile einer einstmals wichtigen Überlebenstrategie bindungstraumatisierter Menschen sein können, die nicht mit Hochsensibilität gleichzusetzen sind, auch wenn es eine Menge Überschneidungen gibt.

Nervenkitzel

[Schreckhaftigkeit]

Jeder, der schon mal im Phantasialand war, weiß wovon ich rede. Nein, ich meine nicht das große Kettenkarussell. Oder die harmlose Rutsche auf dem Kinderspielplatz. Was ich meine sind die rekordverdächtigen Achterbahnen, die ihresgleichen suchen. Allein beim Zusehen wird mir schon schlecht und schwindelig. Und der Gedanke, mitzufahren, löst unangenehme Angst- und Panikgefühle in mir aus.

Was für eine Spaßbremse, werden einige jetzt vielleicht denken. Und sie haben Recht. Was die Aktivierung meines Nervensystems durch Reize angeht, bin ich wirklich sehr eigen. Was immer schon so war. Ich höre Flöhe husten. Oder die Gespräche in der Nachbarwohnung, denen meine Ohren dabei hilflos ausgeliefert sind. Mit anderen Worten: Ich kann die Geräusche in meiner Umgebung schlecht bis gar nicht ausblenden.

Nicht, dass ich es nicht schon versucht habe. Mit Ohrstöpseln, zum Beispiel. Da kriegte ich aber nicht mit, wenn doch mal das Telefon klingelt. Oder mit Kopfhörern. Was bei manchen Tätigkeiten in Form von Musik durchaus motivierend sein kann, aber wenn ich mich stark konzentrieren muss, brauche ich absolute Stille.

Gleiches gilt für meine Nerven. Die sind schon von Natur aus angespannt, so dass man mit ihnen wunderbar Gummikügelchen durch die Gegend schießen könnte. Leider lassen sie auch nicht mit sich reden: Sie brauchen jedes Mal eine Sonderbehandlung, wenn sie sich entspannen sollen. Sowas wie Gewichtsdecken, Schaukelstühle, Wärmekissen und dunkle, ruhige Schlafzimmer. Wenn sie nicht bekommen, was sie wollen, feiern sie die halbe Nacht Party in meinem Körper, was sich anfühlt, als säße ich in einem Karussell, das nicht aufhören will, sich zu drehen.

Was vermutlich auch meine Schreckhaftigkeit erklärt, die mir zum ersten Mal an Halloween in den USA zum Verhängnis wurde, als ich im Rahmen eines lokalen Festivals ein »Haunted House«, ein Geisterhaus, besuchte, wo man anders als in einer deutschen Geisterbahn selbst durchlaufen muss. Um es kurz zu machen: Es war eine Tortur für mich. Hinter jeder dunklen Ecke lauerte ein neuer Schreck, ich konnte meine eigene Hand vor Augen nicht sehen und weil es sich um ein Einbahnstraßensystem handelte, gab es nach dem Start kein Zurück mehr. Kaum draußen angekommen, war ich mit meinen Nerven am Ende und verschenkte die restlichen Tickets.

Auch heute noch schrecke ich vor Angst jedes Mal zusammen, wenn unerwartet jemand hinter mir steht oder im Nachbarbüro ein lauter Knall ertönt. Ich brauche eben keinen Nervenkitzel, weil ich bereits ein Katastrophengehirn habe. Was dazu neigt, in einem Zustand andauernder Wachsamkeit zu verharren. Als Reaktion auf meine traumatischen Erfahrungen, weil es glaubt, dadurch Sicherheit herstellen zu können. Da hilft es nur zu verstehen, dass ich mit dieser Eigenschaft nicht allein bin, weil sie typisch für Menschen mit Trauma ist, und dass ich dank ihr weiter sehr schreckhaft bleiben werde.

2. Verhalten

Nudeln machen nicht glücklich

[Essen]

Früher habe ich für mein Leben gerne Nudeln gegessen. In allen Variationen, mit allen Arten von Saucen und Toppings, zu jeder Tages- und Nachtzeit. Manchmal auch zum Frühstück kalt. Ich habe oft so viel Pasta auf einmal verschlungen, dass ich anschließend kugelrund und bewegungsunfähig auf dem Sofa lag. Schlafen konnte ich in diesem Zustand häufig nicht, dafür war ich entspannt, ruhig und gefühlsmäßig mehr als betäubt.

Nudeln waren mein Anti-Stress-Mittel Nummer eins: Sie warteten einsatzbereit im Küchenschrank, ließen sich innerhalb von Minuten schnell und unkompliziert zubereiten und die Wirkung setzte, kaum waren sie im Bauch, umgehend ein. Welches Medikament kann da mithalten? Einziger Haken an der Sache: die Kalorien. Aber die waren mir, wenn ich ordentlich gestresst war, herzlich egal. Dann zählt nur der beruhigende Effekt, den eine Überdosis Kohlenhydrate auslöst.

Aber warum benutze ich Kohlenhydrate, um mich zu entspannen? Und was hat es mit dem Beruhigungseffekt auf sich? Ganz einfach: Es aktiviert unser Belohnungssystem, was gute Gefühle in uns auslöst, gleichzeitig ist Essen oft eine unbewusste Strategie zur Stressbewältigung. Denn unter Stress verlangt unser Gehirn verstärkt nach Energie, was gerade bei Dauerstress, zum Beispiel in Folge eines Traumas, schnell zum Verhängnis werden kann. Solange mein Bauch nämlich mit Nudeln voll war, musste ich nicht mehr denken und nichts mehr fühlen, weil der beruhigende Effekt der Kohlehydrate mich in einen pseudo-friedlichen Glückseligkeitszustand versetzt hatte.

Dieser Zustand hielt jedoch nicht lange an und dann ging das Ganze von vorne los: Unterdrückte Gefühle und sorgenvolle Gedanken lösten Stress aus, der Stress triggerte das Nudelessen und das Nudelessen beseitigte den Stress. Leider zu kurz gedacht, denn mein Essverhalten half natürlich nicht gegen die darunter liegenden Probleme. Dafür musste ich erst mal anfangen zu verstehen, warum und in welchen Situationen ich zu viel aß.

Was ein langer und anstrengender Prozess war. Anfangs erkannte ich zwar, dass ich gar keinen Hunger hatte, konnte aber nicht auf das Nudelessen verzichten. Dann fing ich an zu verstehen, dass ich mich mit Essen auch belohnte, wenn ich besonders tapfer gewesen war oder wieder einmal über meine Belastungsgrenzen gegangen war, so dass ich mich völlig erschöpft nach der Entspannung sehnte, die das Nudelessen zu versprechen schien. Heute weiß ich, wie schwer echte Entspannung für ein traumatisiertes Nervensystem ist und dass ich Nudeln aß, um wenigstens pseudo-entspannt zu sein.

Der Wendepunkt kam, als ich krisenbedingt anfing, meine Bedürfnisse und Gefühle bewusster wahrzunehmen, Grenzen zu setzen und die in mir aufgestaute Wut nicht länger zu unterdrücken. Denn damit ließ auch der Druck zu Essen nach.

Ich spürte, dass Nudeln mich nicht glücklich machten. Stück für Stück lernte ich das seit Kindertagen vertraute Essverhalten loszulassen, es nicht mehr zu brauchen, und auch ohne Nudeln und anderes Essen den Hochs und Tiefs meines Alltags zu begegnen. Was nicht bedeutet, dass es nur gute Tage gibt, das wäre gelogen.

Aber eigentlich hatte ich schon aufgegeben, jemals ein besseres Verhältnis zum Essen zu entwickeln. Doch inzwischen bin ich innerlich stabil genug, um die mit dem (Nudel-)essen verdrängten Gefühle auszuhalten und zu begreifen, dass nur das Zulassen meiner Gefühle langfristig zu weniger Stress führt.

Ich, meine dünne Haut und der fehlende Zaun

[Grenzen]

Es gehört heute zum guten Ton, anderen Menschen Grenzen aufzuzeigen. In Ratgebern werden wir förmlich bombardiert mit Aufforderungen wie »Du musst dich besser abgrenzen«, oder »Wenn du keine Grenzen setzt, wird XY dir weiter auf der Nase herumtanzen«.

Ich sollte am Ende einer Therapiestunde sogar mal eine Postkarte abfotografieren, auf der »Nein ist ein vollständiger Satz« stand. Als ob das mein Problem mit Grenzen kurieren würde. Denn was ist, wenn wir nie gelernt haben, unsere Grenzen wahrzunehmen? Oder sie früh durch andere Menschen überschritten wurden?

Dass ich schon früh Schwierigkeiten mit meinen Grenzen hatte, war mir lange Zeit nicht klar. Ich habe zum Beispiel ungern, wo anders übernachtet. Egal ob bei Freunden, Tanten oder Oma. Am schlimmsten war für mich die Vorstellung, auf dem Fußboden in einem fremden Zimmer schlafen zu müssen. Solange ich ein Bett und einen Raum für mich allein hatte, der über eine Tür verfügte, die ich zumachen konnte, war es halbwegs erträglich.

Schon damals fiel es mir schwer, Nein zu sagen. Daher kam es regelmäßig vor, dass ich Verabredungen mit Freunden zusagte, nur um anschließend in absolute Panik zu verfallen und stundenlang mit meiner Mutter über die Situation zu diskutieren, bevor ich voller Angst und Unbehagen das Allerschlimmste fürchtend die gerade getroffene Verabredung wieder absagte.

Aber was war das Allerschlimmste eigentlich? Das war für mich ein möglicher Kontaktabbruch, denn ich war innerlich fest davon überzeugt, alles dafür tun zu müssen, um die Bedürfnisse und Wünsche der Menschen um mich herum zu erfüllen, koste es, was es wolle, damit ich ihr Wohlwollen und unsere Beziehung nicht gefährde. Auch wenn es bedeutete meine eigenen Interessen komplett zu ignorieren.

Vermutlich weil ich bereits auf dem besten Weg zur Allen-Recht-Macherin war, die von Überverantwortung angetrieben stets auf die Befindlichkeiten und Stimmungen anderer Menschen fokussiert war, denn die Angst, von anderen abgelehnt, bestraft oder verlassen zu werden, war riesig. Ich kann sie auch heute noch spüren, diese Angst vor Ablehnung, denn sie ist tief verwurzelt in meinen ersten zwischenmenschlichen Erfahrungen, die zwar meine Geschichte geprägt haben, aber heute mein Leben nicht mehr bestimmen.

Ausrichtung auf Anpassung

Diese Ausrichtung auf außen, weg von mir, meinen eigenen Grenzen und Bedürfnissen, hat mich auch angreifbar für Verletzungen gemacht. Andere hatten leichtes Spiel mit mir, wenn es darum ging, mich auszunutzen, wie etwa bei der Feier zum 18. Geburtstag einer guten Schulfreundin, bei der ich im Vorfeld viel Geld und Zeit geopfert hatte, um ihr ein rauschendes Fest zu ermöglichen, nur um bei der Party selbst dann unbeteiligt und kontaktscheu am Rand des Geschehens zu sitzen und mich verzweifelt danach zu sehnen dazu zu gehören.

Auch als ich älter wurde, tappte ich regelmäßig in die Gefälligkeitsfalle, glaubte, durch Anpassung und Engagement die Anerkennung anderer zu gewinnen. Dass ich mich dabei regelmäßig selbst im Stich ließ, Situationen und Kontakte aushielt, die mir eher schaden, und mehr als einmal weit über meine körperlichen und psychischen Belastungsgrenzen ging, blendete mein Verstand einfach aus, denn ich hatte zwar gelernt für andere zu sorgen, ein Bewusstsein für mich und meine Bedürfnisse, hatte ich aber leider nicht entwickelt.

Wenn ich heute an diese Zeiten zurückdenke, krümmt sich etwas in mir zusammen. Ich spüre wie verzweifelt Teile von mir damals gewesen sein müssen, wie sehr sie sich gewünscht haben müssen, endlich dazuzugehören, Teil einer Clique zu sein, so dass sie immer wieder riskantes und selbstschädigende Verhalten in Kauf nahmen, um ihre Hoffnung auf Zugehörigkeit aufrechterhalten zu können und nichts unversucht zu lassen.

Ich verbrachte unzählige Abende in Kneipen und auf Partys, wo ich regelmäßig zu viel Alkohol konsumierte, Zigaretten rauchte, die mir eigentlich gar nicht schmeckten, und mich alkoholisiert hinters Steuer setzte, um betrunkene Freunde nach Hause zu fahren. Daneben ließ ich mich auf sexuelle Abenteuer ein, die mich emotional total überforderten und hörte mir stundenlang die Geschichten anderer Menschen an, nur um mich am Ende weiter allein, abgetrennt von mir und innerlich leer zu fühlen.

Irgendwas stimmt mit mir nicht

Denn auch wenn ich früh geübt darin war subtile Stimmungen und Bedürfnisse anderer Menschen anhand ihres Gesichtsausdrucks, Verhaltens oder ihrer Reaktionen in einer Situation zu deuten, lebte ich vollkommen abgeschnitten von mir selbst.

Ich merkte zwar, dass ich sensibler und empfindsamer auf Reize jeglicher Art reagierte, meine Haut also dünner als die anderer Menschen in meinem Umfeld war, aber ich fühlte mich durch diese Erkenntnis in meiner Andersartigkeit nur bestätigt.

Durch Zufall stieß ich vor 20 Jahren auf ein Buch über Hochsensibilität. Das erste Mal fühlte ich mich wirklich gesehen und verstanden, fand mich zu 95 Prozent in den Beschreibungen der Autorin wieder. Endlich schien ich eine Erklärung gefunden zu haben, für meine dünne Haut und meine mangelnde Fähigkeit Grenzen zu setzen. Doch es ging mir nicht besser. Bis ich 10 Jahre später auf Dami Charf und ihr Wissen zum Thema »Trauma« stieß.

Ich fing an die Komplexität hinter dem Thema »Grenzen« zu verstehen, weil es dabei, wie bei vielen Themen im Zusammenhang mit Bindungstrauma, nicht um Wissen allein, sondern um Gefühle, ehemals gemachte Erfahrungen und das behutsame Erkunden und Integrieren der eigenen Vorgeschichte geht.

Mit ein oder zwei Übungen ist es leider nicht getan. Denn wenn ich mich selbst nicht spüren und meine Grenzen wahrnehmen kann oder jedes Mal beim Gedanken an das Thema in Angst und Panik verfalle, weil ich von alten Gefühlen überflutet werde, braucht es Zeit, um nachträglich zu lernen, welchen Zweck Grenzen haben, wie wichtig sie im zwischenmenschlichen Miteinander sind und das Abgrenzung ungleich Ausgrenzung ist, sondern die grundlegende Voraussetzung für echten Kontakt.

Ein bisschen wie bei Dirty Dancing in der Szene, wo er ihr mit einer Handbewegung erklärt, was sein Tanzbereich ist und was ihr Tanzbereich ist, und dass keiner in den Bereich des anderen kommt beim Tanzen. So einfach ist es im echten Leben leider nicht.

Denn da ist es für mich immer noch zeitweise herausfordernd, meine Grenzen wahrzunehmen, abzustecken und sie zu verteidigen. Weil sich regelmäßig alte Muster und Gefühle zu Wort melden, die meinen, ich bräuchte keinen Zaun. Doch ich weiß heute, wie gut sich Grenzen körperlich anfühlen und dass meine dünne Haut und der fehlende Zaun zwar ein Teil meiner Geschichte sind, mich aber nicht mehr daran hindern, gut auf meine Grenzen zu achten.

Wohin ich auch gehe, ich nehme mich mit

[Reisen & Urlaub)

Als ich jung war, habe ich mir in stressigen Situationen vorgestellt, mein Leben wäre einfacher, wenn ich etwas komplett anderes machen könnte: Statt zu studieren, wollte ich Blumen verkaufen. Oder ich wünschte mir, ganz weit weg zu sein, von dort, wo ich gerade war. Beides hat nicht funktioniert, auch wenn die Gedanken damals sicher kurzfristig entlastend auf meine Psyche wirkten und sich auch heute noch gut anfühlen. Wer würde seinem Leben nicht manchmal gerne entfliehen?

Ein Ansatz, der von der Traumatherapie aufgegriffen wurde, die Übungen einsetzt, die mit Bildern arbeiten, die auf unserer mentalen Vorstellungskraft beruhen, um Menschen, die unter posttraumatischem Stress leiden die Möglichkeit zu bieten, sich mit Hilfe innerer Bilder in ihrer Fantasie an einen sicheren Ort zu begeben. Einen Ort, den man sich genauso gestalten kann, wie man es braucht, um sich wohl, sicher und geborgen zu fühlen.

Das funktioniert sehr gut, wie ich aus eigener Erfahrung weiß, denn unser Gehirn entscheidet nicht zwischen dem, was wir aktuell erleben und dem, was wir uns nur gedanklich vorstellen. Leider funktioniert das nur so lange, wie ich mit meiner Aufmerksamkeit voll und ganz bei der Übung bin. Sobald sich mein Alltagsbewusstsein zu Wort meldet, ist es mit der Entspannung vorbei und ich bin wieder mit mir und meinen aktuellen Herausforderungen konfrontiert.

Flucht? Unmöglich!

Deshalb habe ich mittlerweile auch begriffen, dass ich nicht vor mir selbst fliehen kann. Was Urlaub und Reisen einschließt. Beides kann sehr anstrengend sein, denn unterwegs zu sein heißt für mein

Nervensystem ein erhöhtes Maß an Unsicherheit und Unplanbarkeit in Kauf nehmen zu müssen. Angefangen damit, ob der Zug pünktlich kommen wird und ich auch ohne Reservierung einen Platz bekomme, über die Sorge, dass Staus und Baustellen meine Fahrt behindern könnten, bis hin zur alles entscheidenden Frage, ob ich mein Ziel tatsächlich planmäßig erreichen werde.

Von Kontrollverlust würde ich zwar nicht sprechen, trotzdem tausche ich im Urlaub und auf Reisen meine gewohnte Alltagsroutine gegen etwas ein, von dem ich zwar eine genaue Vorstellung in meinem Kopf habe, wofür es jedoch keine Garantie gibt. Mit anderen Worten: Ich kann zwar vorher alles bis ins kleinste Detail planen, am Ende muss ich es nehmen, wie es kommt. Was regelmäßig zu Angst, Unbehagen und Stress führt, weil die angesprochene Unberechenbarkeit mich unweigerlich immer wieder mit Situationen konfrontiert, die alte Gefühle von Ohnmacht und Hilflosigkeit triggern.

Jahrelang hatte ich vor jeder Reise mit der Deutschen Bahn große Angst, mein Zug würde nicht kommen oder ich würde keinen Sitzplatz finden. Ich war tagelang aufgeregt, ja fast panisch, versuchte meine Sorgen zu kontrollieren, indem ich rechtzeitig am Gleis stand, was wenig zur Reduzierung meiner inneren Unruhe und Angespanntheit beitrug. Denn in meinem Kopf malte ich mir trotzdem ständig alle denkbaren Horrorszenarien aus, die selten bis nie eintraten. Dafür steigerten sie meinen Stresslevel ins Unermessliche, so dass ich schon vor Reisebeginn erschöpft war und jegliche Vorfreude verflogen.

Angst vor dem Autofahren

Auch Autofahren wurde aufgrund meines unverarbeiteten posttraumatischen Stresses irgendwann zu einem Problem. Obwohl ich Autofahren mein Leben lang sehr geliebt hatte, weil es stets der Inbegriff von Freiheit für mich gewesen war. Dieses Gefühl wurde abrupt vernichtet, als ich an einem heißen Sommertag, wo sich die

Temperaturen schon früh in Richtung dreißig Grad bewegten, auf der Autobahn eine Panikattacke hatte.

Damals wusste ich nicht, dass es eine Panikattacke war. Ich spürte nur, dass mein ganzes System verrücktspielt und ich von einer mir unbekannt heftigen Angst durchflutet wurde, die von körperlichen Symptomen wie Bluthochdruck, rasendem Puls, Schwitzen, flachem Atem, Konzentrationsverlust und Tunnelblick begleitet wurde, die es mir fast unmöglich machten meine Fahrt nach einem kurzen Zwischenstopp auf einer Raststätte fortzusetzen.

Ich kam schließlich sicher an meinem Ziel an und zwang mich wenige Tage später, mich wieder hinters Steuer zu setzen, auch wenn mein Verhältnis zum Autofahren nie mehr dasselbe war. Leichtigkeit und Freude waren ersetzt worden durch Angst und Unsicherheit und es dauerte lange, bis sich mein Verhältnis zum Autofahren wieder so weit normalisiert hatte, dass ich den Mut aufbrachte trotz einer möglichen Angstattacke unterwegs eine längere Fahrt auf der Autobahn überhaupt anzutreten.

Auch heute fahre ich ungern längere Stecken, insbesondere solche, die ich nicht kenne, weil die hohe Konzentration beim Fahren bei mir Stress verursacht, der die Bereitschaft meines Nervensystems erhöht, darauf mit Angst oder Panik zu reagieren. Auch deshalb, weil ich auf der Autobahn nicht mal eben rechts ranfahren kann. Diese Tatsache verstärkt meinen innerlichen Druck »durchhalten« zu müssen, was Gefühle wie Ausweglosigkeit, Hilflosigkeit und Ohnmacht triggert, die aufgrund meiner traumatischen Erfahrungen wiederum mit Angst gekoppelt sind und dadurch einen idealen Einstiegspunkt in die Angstspirale bieten.

Also lieber mit dem Zug statt mit dem eigenen Auto fahren? Klingt erst mal vernünftig, denn den Zug muss ich nicht selbst steuern, was für fast alle alternativen Verkehrsmittel gilt. Aber abgesehen von dem gewählten Fortbewegungsmittel hält auch das Reisen selbst einige Herausforderungen für mich bereit.

So kann es für mich beispielsweise extrem stressig sein, wenn ich auf Reisen eng neben mir völlig unbekannten Menschen sitzen muss, oft in Verbindung mit unvermeidbaren, jedoch unfreiwilligen Körperkontakt, wie es in überfüllten Zügen, Bussen & Co. üblich ist.

Komm mir nicht zu nahe!

Ich kann mich dann während der Fahrt kaum entspannen, weil meine Gedanken ständig um den mir fehlenden Abstand und die erzwungene Nähe kreisen. Was dazu führt, dass meine Muskeln sich anspannen, wodurch mein Kampf-oder-Flucht-Modus aktiviert wird, leider vergeblich, denn es gibt kein Entkommen. Schließlich will ich ja ankommen und muss die Situation in Kauf nehmen. Um dem ganzen noch eins drauf zu setzen, gerate ich in solchen Momenten regelmäßig in einen wütenden inneren Dialog mit mir selbst, der vermutlich zur Ablenkung von den unveränderlichen äußeren Umständen dient, aber weiterer Stress erzeugt, so dass ich erschöpft an meinem Ziel ankomme.

Ankommen ist leider auch nur die halbe Miete. Denn je nachdem wie meine Reise verlaufen ist, brauche ich erst mal Erholung von der Reise, bevor ich meinen Urlaub tatsächlich genießen oder meinen Alltag wieder aufnehmen kann. Je nachdem, wie viel Stress ich tatsächlich hatte, reagiert mein Körper darauf entweder mit Erschöpfung oder auch mal mit Migräne oder ähnlichem, beides Zeichen dafür, dass ich mich erstmal erholen muss.

Das kann meine Urlaubsfreude deutlich dämpfen. Denn Urlaub bedeutet auch ohne anstrengende Reise für mich nicht automatisch Erholung und Entspannung. Der Grund: Meine innerpsychischen Baustellen sind stets mit im Gepäck. Anders gesagt, auch im Urlaub kämpfe ich regelmäßig mit den Auswirkungen meiner

Traumafolgestörung: Sei es in Form alter Gefühle aus der Kindheit, die getriggert werden und mich zu überschwemmen drohen, stressbedingte Reaktionen wie Dissoziation oder Alpträume, oder innere Anteile, die plötzlich glauben das Ruder übernehmen zu müssen und mich dadurch daran hindern meine freie Zeit im Zustand meines Erwachsenen-Ichs zu genießen.

Ganz egal, wohin ich also gehe, ich nehme mich mit. Woran ich mich mit der Zeit gewöhnt habe, auch weil ich keine andere Wahl habe, denn mein Ziel ist es nicht, zu Hause zu bleiben und in einer Blase aus vermeintlicher Sicherheit zu leben, sondern mich den Herausforderungen von Urlaub und Reisen zu stellen, weil ich weiß, dass es der einzige Weg ist um das Leben, das mir bleibt, in vollen Zügen zu genießen, kein Wortspiel beabsichtigt.

Was mir im Urlaub und auf Reisen hilft:

- Feierabendverkehr, Stoßzeiten und Feiertage meiden
- Zugfahrten: genug Umsteigezeit oder Direktverbindungen
- Unterwegs übernachten, statt Anschluss zu riskieren
- Hotelzimmer ohne Verbindungstür zum Nachbarzimmer
- Regelmäßig Essen und Trinken (Grundbedürfnisse)
- Ruhige Umgebung und Lage für Unterkunft wählen (Sicherheit)
- Hilfsmittel: Kleine Gewichtsdecke, Ohrstöpsel, Schlafmaske
- Unterwegs: Zur Ablenkung Hörbuch oder Musik hören
- Orte und Strecken recherchieren und gut informiert starten
- Urlaub an mir vertrauten Orten machen, die mir guttun
- Mit dem Schlimmsten rechnen, auf das Beste hoffen

Aus der Distanz betrachtet ist Nähe schön

[Kontakt]

Als ich vor kurzem auf Borkum Urlaub machte, traf ich bei einem Spaziergang, als ich auf rastend auf einer Bank saß, eine nette Frau. Wir kamen schnell ins Gespräch, tauschten uns über unsere Urlaubserfahrungen aus, ein Thema ging nahtlos in das nächste über. Als ich irgendwann beschloss, weiterzugehen, entschied sie sich anzuschließen. Warum nicht, dachte ich. Ein bisschen Gesellschaft hat noch keinem geschadet.

Als sich unsere Wege hätten trennten sollen, weil wir in entgegengesetzter Richtung auf der Insel wohnten, worauf ich mich heimlich sogar gefreute hatte, sprach sie erst davon, eine Ruhepause in ihrer Ferienunterkunft einlegen zu wollen, entschied sich dann aber mit in meine Richtung zu gehen. Panik stieg in mir auf. Ich fühlte mich schlagartig verfolgt, vereinnahmt, verfluchte die gesamte Begegnung und überlegte fieberhaft, wie ich der Situation bloß entkommen könnte. Warum hatte ich mich nur auf die Unterhaltung eingelassen? Wieso folgt sie mir? Hatte sie vor, den ganzen restlichen Tag mit mir zu verbringen?

Ich spürte, dass alte Gefühle am Werk waren: das Gefühl, nicht mein eigenes Ding machen zu dürfen, das Gefühl für andere da sein zu müssen, das Gefühl, meine Bedürfnisse ignorieren zu müssen. Kurzum: das Gefühl, mit Haut und Haaren vereinnahmt zu werden. Daher auch die Panik. Und meine Fluchtgedanken. Was harmlos angefangen hatte, schien zu einer Katastrophe zu mutieren.

Glücklicherweise übernahm kurze Zeit später mein Erwachsenen-Ich wieder und es gelang mir zu sagen, dass ich jetzt lieber allein nach Hause gehen würde. Leicht fiel mir das nicht. Innerlich war ich auf das Schlimmste gefasst. Bereit zu fliehen. Oder im Erdboden zu versinken.

Würde sie mich anbrüllen? Oder wortlos stehen lassen? Eigentlich war mir das auch egal, ich wollte einfach nur weg, raus aus der Situation, allein sein. Meine Ruhe haben. Die Begegnung wieder vergessen können.

Dann sprang mein Rechtfertigungs-Automatismus an, weil sich Schuldgefühle und mein schlechtes Gewissen meldeten, jetzt wo ich ausnahmsweise einmal für mich und nicht für andere sorgen wollte, und ich erklärte ihr lang und umständlich, wieso ich was möchte und warum ich so bin wie ich bin.

Wir sprachen über Nähe und Distanz, das Verhältnis von Müttern und Töchtern, aber auch den Sinn, sich seiner Verhaltens- und Denkweisen bewusst zu werden. Sie sagte, dass sie auch lieber heim wolle, dankte mir für meine Offenheit und die neuen Erkenntnisse und wir gingen wieder getrennte Wege.

Angst trifft Sehnsucht

Endlich hatte ich meine Freiheit wieder. Zumindest gefühlt. Aber stand sie tatsächlich jemals auf dem Spiel? Nein, würden Außenstehende vermutlich sagen, ich hätte ja jederzeit gehen und mein Ding machen können. Aber so einfach ist es leider nicht, wenn man mit den Folgen eines Bindungstraumas kämpft.

Als Kind lernte ich, mich für meine depressive Mutter verantwortlich zu fühlen, weil es mir nur gut gehen konnte, wenn es ihr auch gut ging. Eine Überlebensstrategie, allein klarkommen war keine Option. Also kümmerte mich in einer Art Rollenumkehr um das Wohlergehen meiner Bezugsperson, obwohl es andersherum hätte sein sollen. Meine Bedürfnisse, Gefühle und Grenzen hatten keinen Platz.

Was dazu führte, dass ich erst im Erwachsenalter lernen musste, meine eigenen Bedürfnisse, Gefühle und Grenzen wahrzunehmen und für sie zu sorgen. Keine leichte Aufgabe, denn ich musste mir dafür nicht nur der alten Muster und Verhaltensweisen bewusstwerden, ich musste auch die damit zusammenhängenden Gefühle portionsweise spüren lernen, um nicht sofort von ihnen überflutet und in den Traumastrudel gezogen zu werden. Das kann dann schon mal ein paar Jahre dauern.

Heute lösen Kontakte und Beziehungen deshalb nach wie vor zwiespältige Gefühle in mir aus: Verlustangst, weil meine Angst getriggert wird, allein nicht zu überleben, und Angst vor Nähe, da das als Kind für mich mit Selbstaufgabe verbunden war. Aus der Distanz betrachtet ist Nähe daher schön. Sicherer fühle ich mich oft allein, auch wenn ich mir Kontakt sehnlichst wünsche, weil ich inzwischen gelernt habe, wie gut sich echte Verbundenheit anfühlt.

Was mir im Umgang mit Kontakten hilft:

- Mich selbst nicht überfordern und mir Zeit lassen
- Mir meiner Bindungsmuster und Prägungen bewusst sein
- Bei mir bleiben und aus dem Erwachsenen-Ich heraus handeln
- Gefühle und Bedürfnisse wahrnehmen und berücksichtigen
- Zeit für die Entwicklung von Vertrauen und Nähe einplanen
- Grenzen kommunizieren und Einhaltung einfordern
- Ambivalenten Gefühlen (Nähe, Distanz) wohlwollend begegnen
- Ängste ernstnehmen und weiter an ihnen arbeiten

Keine Aussicht auf ein Happy End?

[Beziehungsschwierigkeiten]

Unser Bindungsmuster entsteht, lange bevor wir anfangen zu denken. Wir können uns nicht aussuchen, in welche Verhältnisse wir hineingeboren werden, also müssen wir zwangsläufig mit den Bezugspersonen zurechtkommen, die wir vorfinden. Unabhängig davon, ob sie in der Lage sind, uns wirklich das zu geben, was wir am dringendsten brauchen: Einstimmung, Beruhigung, Geborgenheit, Sicherheit und körperliche Nähe. Mangelt es uns an diesen Dingen, wird aus unserem Bindungsmuster schnell ein Überlebensmuster, welches alle unsere nachfolgenden Bindungen und Beziehungen überschattet.

Ich habe zum Beispiel früh gelernt, auf die Bedürfnisse der Menschen in meiner Umgebung einzugehen und wahrzunehmen, was sie brauchen, um damit mein Überleben zu sichern, so hart das auch klingt. Eigene Gefühle und Bedürfnisse hatten keinen Platz, wodurch auch mein Verhalten im Kontakt zu anderen Menschen nachhaltig geprägt wurde. Abgesehen davon, dass ich nie gelernt hatte, meine Bedürfnisse wahrzunehmen und für sie zu sorgen, spielte auch Harmonie früh eine wichtige Rolle in meinen Beziehungen.

Denn Konflikte bedeuteten Stress und der ging für mich automatisch mit der Angst vor Beziehungsverlust einher, die sich bei mir im Kindesalter wohl zu einer existentiellen Überlebensangst ausgewachsen hat. Denn diese Angst hat mich in den vergangenen Jahren schlaflose Nächte gekostet, wo sie immer kurz vor dem Einschlafen auftauchte, anscheinend, um zu verhindern, dass ich, falls ich einschlafe und damit aufhöre meine Umgebung zu überwachen, den überlebenswichtigen Außenkontakt verliere und nicht mehr aufwache.

Da ich stets Schwierigkeiten hatte, mich selbst zu beruhigen, eine echte Herausforderung. Aber nicht die einzige, wenn es um das

Thema »Bindungen und Beziehungen« geht, das schon in der Grundschulzeit seine Spuren bei mir hinterließ, denn der Kontakt zwischen Mädchen und Jungen veränderte sich aufgrund der geschlechtlichen Entwicklung. Von jetzt an gehörten Neckereien, Hänseleien und Schikanen ebenso zum Alltag wie erste Zuneigungsbekundungen und Verliebtheit, auch wenn alles völlig harmlos war.

Wie ein Alien auf unerfüllbarer Mission

Für mich ein schwieriges Thema, dem ich mich nicht gewachsen fühlte, weil ich kein gutes Verhältnis zu meinem Körper und meinem Aussehen hatte, was natürlich nicht verhinderte, dass ich mich trotzdem verliebte. Zielsicher immer in Männer, die unerreichbar waren, wie mein netter Musiklehrer in der fünften Klasse am Gymnasium. Oder den attraktiven Jungen aus der Parallelklasse, von dem ich ein Foto besaß, das ich wie ein Heiligtum hütete.

Als wenig später aus Kindergeburtstagen Steh-Kuschelpartys wurden, nahm meine Unsicherheit zu, denn obwohl ich immer gute Leistungen in der Schule zeigte, gehörte ich nie zu der beliebten In-Clique, die rauchend auf dem Pausenhof stand und den Ton angab. Bei Partys wurde ich beim Tanzen oft als letztes aufgefordert, was meine starken Minderwertigkeitsgefühle förderte und mit Schamgefühlen verbunden war, weil ich mich im Vergleich mit meinen Schulfreundinnen als weniger schlank und attraktiv einstufte. Ein Teufelskreis, der sich weiter fortsetzen sollte.

Denn nach der Schulzeit geriet ich in einen Freundeskreis, wo ich versuchte, durch Überanpassung, Nettigkeit und Gefälligkeit zu punkten. Verliebte mich wieder in einen Mann, der nur Wert legte auf Äußerlichkeiten und die gute Figur von Frauen, eigentlich ein Alarmsignal, was mich hätte aufhorchen lassen sollen, weil ich nie in dieses Schema passen würde. Wir wurden Freunde, aber meine Gefühle für ihn blieben. Was perfekt in mein erlerntes Muster passte, bei dem ich aus sicherer Entfernung von der Nähe träumen konnte, die mich in Wirklichkeit aufgrund meiner frühen Bindungserfahrungen komplett emotional überfordert hätte.

Auf Distanz zur Liebe

Das absurde daran: Nette Männer, die gut für mich gewesen wären, kamen per se nicht in Frage. Sie lösten in mir gerade zu panikartige Fluchtgedanken aus, was ich lange nicht verstand, bis ich begriff, dass mein Nervensystem von diesem Kontaktangebot schlichtweg überfordert war. Es kannte nur Liebe auf Distanz, zu viel Nähe fühlte sich bedrohlich, beängstigend und vereinnahmend an, weil es die nicht kannte.

Immer wieder geriet ich in Situationen, die mich völlig überforderten. Sei es durch Männer, mit denen ich schon nach dem ersten Kennenlernen knutschend in der Ecke lag, nur um wenige Tage und intime Treffen später wieder abserviert zu werden, oder Männer, die zwar meine weiblichen Rundungen zu schätzen wussten, die mich aber im Grunde nur ins Bett kriegen wollten, und gar nicht an mir als Person interessiert waren.

Auch sämtliche Versuche über Online-Dating-Plattformen waren zum Scheitern verurteilt, weil ich zwar große Sehnsucht nach einer intimen Beziehung hatte, aber im Grunde gar nicht wusste, wie ich diese gestalten muss, damit sie zu mir und meinen problembehafteten Bindungserfahrungen passt.

Mehr als einmal stürzte ich mich Hals über Kopf in Blind-Dates, die nie positiv endeten und mich verwirrt, traurig und mit großen Minderwertigkeitsgefühlen und Selbstzweifeln zurückließen, irgendwas schien grundlegend falsch mit mir zu sein, wenn ich es nicht schaffte mit über 30 endlich in einer festen Beziehung zu leben.

Bedingt durch Jobwechsel und Umzüge verlagerte sich mein Fokus auf den Beruf, wo ich jahrelang am Rande einer Erschöpfungsdepression lebte, so dass das Thema »Männer und Beziehungen« keinen Raum mehr hatte. Allem Anschein nach hatte ich ohnehin keine Aussicht auf ein Happy End, wieso sollte ich also weiter versuchen, ein nicht lösbares Problem zu lösen? Was nicht verhinderte, dass ich heimlich, still und leise trotzdem immer noch auf meinen Prinzen hoffte. Der in Wirklichkeit allerdings verheiratet war, drei Söhne hatte und in einer weit entfernten Stadt wohnte.

Ohne dich kann ich nicht leben

Die besten Voraussetzungen, um endgültig mit dem Thema »Beziehung« abzuschließen. Hätte es nicht diesen schicksalshaften Tag gegeben, an dem ich mich nach der Arbeit mit einem Kollegen auf ein Bier traf. Es folgte die mehrjährige Reinszenierung meiner traumatischen Bindungserfahrungen, auch als Trauma-Bonding bekannt, bei dem zwei traumatisierte Menschen aufeinandertreffen, in dem Glauben, endlich das große Los gezogen zu haben.

Aus meiner anfänglichen Euphorie wurde schnell Selbstaufgabe gepaart mit Flashbacks, symbiotischen Beziehungsmustern und einer Art Opfer-Retter-Dynamik, die sämtliche schöne Erlebnisse der Beziehung in den Schatten stellte. Trotz meiner parallel verlaufenden Traumatherapie brauchte ich lange, um mich innerlich aus diesem ungesunden Abhängigkeitsverhältnis zu befreien, das mein Kernproblem getriggert hatte: Rette deine Bezugsperson, um zu überleben, koste es, was es wolle.

Knapp drei Jahre später sitze ich immer noch fassungslos da, wenn ich an diese Phase meines Lebens zurückdenke, in der ich mich und meine Bedürfnisse komplett aufgegeben habe, permanent über meine eigenen Grenzen gegangen bin, mich angestrengt habe, um jemandem zu helfen, der meine Hilfe noch nicht mal wollte und in der ich stundenlang Rechtfertigungen dafür fand, warum ich mich noch mehr anstrengen und noch mehr Energie investieren muss, in Form von Gefälligkeiten und Geschenken, um endlich das zu bekommen, was ich dadurch trotz niemals bekommen würde: Bedingungslose Liebe.

Eine Utopie, wie ich heute weiß, denn was mich motiviert hat, war der Wunsch meiner verletzten inneren Kinder, die immer noch in der Vergangenheit feststecken und nicht wissen, dass ich inzwischen erwachsen bin und als hochkompetente Frau handeln kann.

Denn erwachsene Liebe sieht anders aus. Sie braucht gegenseitiges Geben und Nehmen, um Vertrauen und Nähe entstehen zu lassen, aber auch das Setzen und Achten von Grenzen, die überhaupt erst die Voraussetzung schaffen, um sich auf Augenhöhe begegnen zu können. Denn jeder Erwachsene hat die Aufgabe für sich und seine Bedürfnisse einzustehen, diese klar zu kommunizieren und gemeinsam Kompromisse zu finden, die auch davon leben, Unterschiede akzeptieren und tolerieren zu lernen.

Ein Happy End ist also nicht in Sicht, mein Leben ist eben keine romantische Komödie, wo sich am Ende alle in den Armen liegen und für immer glücklich sind. Aber ich habe gelernt, wie meine Prägungen von früher mein heutiges Beziehungsverhalten beeinflussen und das kleine Schritte okay sind, wenn es darum geht im Hier und Jetzt korrigierende Erfahrungen zu machen, die es mir ermöglichen echte Verbundenheit zu spüren und mich mit dem, was mich ausmacht gesehen und wahrgenommen zu fühlen. Was will ich mehr?

Ich muss da allein durch

[Hilfe annehmen]

Im Mai letzten Jahres hatte ich eine Lungenentzündung. Es fing recht harmlos mit Husten und Fieber an, wurde aber schnell schlimmer, so dass ich am Feiertag mit dem Taxi zum ärztlichen Notdienst fuhr. Nur um spät in der Nacht erneut die 116 117 zu wählen, denn der Husten ließ mich trotz Fieber nicht zur Ruhe kommen.

Weitere drei Tage vergingen, ehe ein Bluttest bei meiner Hausärztin mich schließlich zwang, endlich Antibiotika zu nehmen, die ich gerne vermieden hätte, weil ich Angst davor hatte, dass das Medikament meinen empfindlichen Magen-Darm-Trakt längerfristig aus dem Gleichgewicht bringen würde.

Es folgten die zwei seit langem anstrengendsten Wochen, in denen ich mir förmlich die Seele aus dem Leib hustete, nachts Schwierigkeiten beim Atmen hatte und völlig apathisch und geschwächt zwischen Sofa und Bett hin und her pendelte, ohne zu wissen, wie ich das allein durchstehen soll. Obwohl ich Profi im Alleingang bin.

Ich war zu gesund für das Krankenhaus, aber zu krank, um irgendwas außerhalb meiner eigenen vier Wände zu Stande zu bringen. Zum Glück hatte ich genug Bargeld zu Hause, so dass ich damit die Taxifahrten zum Arzt und zur Apotheke bezahlen konnte und irgendwann die rettende Idee hatte, über den Rewe-Lieferdienst einzukaufen.

Doch was hat diese Erfahrung mit meinem Bindungstrauma zu tun? Eine ganze Menge, finde ich. Denn sie spiegelt eine tief verwurzelte Überzeugung von mir wider, nämlich die, alles im Leben allein bewältigen zu müssen. Einen verinnerlichten Glauben, der sich vermutlich schon früh in meinem Leben eingebrannt und verfestigt hat, und an dem ich bis heute festhalte. Das Ganze sitzt einfach zu tief und ist mit anderen Auswirkungen meines Bindungstraumas verknüpft.

Denn der Gedanke, andere Menschen um Hilfe zu bitten, macht mir Angst. Angst davor, dass sie mich dann als Belastung sehen, dass sie mich für schwach halten und dass sie mein Hilfegesuch ablehnen könnten. Innerlich schrumpfe ich dann und fühle mich wieder wie das hilflose und ohnmächtige Mädchen von früher, das damals nicht die Unterstützung bekam, die es dringend gebraucht hätte.

Ich muss da eben allein durch, denkt das kleine Mädchen in meinem Inneren, beißt die Zähne zusammen und sich selbst lieber auf die Zunge, als andere Menschen um Hilfe zu bitten. Es hat zu oft vergeblich auf Hilfe gehofft, so dass gar nicht erst um Hilfe zu bitten sich nicht nur sicherer anfühlt, sondern auch dazu dient, erneute Enttäuschungen zu vermeiden und die eigene Angst vor Ablehnung zu verdrängen.

Ein wahrer Teufelskreis, denn er führt dazu, dass sich meine alten Gefühle von Ohnmacht und Hilflosigkeit verstärken, was gleichzeitig meinen Stresslevel in die Höhe treibt und Tür und Tor für weitere traumabezogene Symptome öffnet, wie Selbstabwertung, Dissoziation und Depression, um einige meiner Alltagsbegleiter zu nennen.

Und auch wenn ich gerade lerne, dass es in Ordnung ist, um Hilfe zu bitten, fordert das Thema mich immer wieder heraus: Ich fühle mich einerseits zwar erleichtert, wenn ich die Hilfe erhalte, werde aber von meinem inneren Kritiker dafür verurteilt, weil er überzeugt ist, dass ich weniger verletzlich und angreifbar bin, wenn ich ohne fremde Hilfe auskomme. Da hilft wirklich nur eins: Üben, üben und nochmals üben. Denn ich muss heute nicht mehr allein durch, auch wenn der Kritiker das noch nicht verstanden hat.

3. Handlungsstrategien

Wenn der Eimer ein Loch hat

[Leistungsorientierung]

Ich habe früh gelernt, nach außen hin zu funktionieren und meinen Selbstwert über Leistung zu definieren. Damit meine ich neben guten Noten in der Schule und erfolgreich absolvierten Abschlüssen auch alltägliche Dinge wie Zimmer aufräumen, Torten backen oder aufwändige Patchwork-Decken nähen. Bei allen Aufgaben peilte ich stets 150 Prozent an, schließlich ging es darum, ein perfektes Ergebnis zu erzielen, von dem mein Wert abhing. Mit weniger zufrieden geben, kam nicht in Frage.

Das führte schon in meiner Jugend dazu, dass ich ständig über meine Grenzen ging. Denn etwas zu leisten und zu funktionieren, kostet Kraft. Ebenso wie das Unterdrücken anderer Bedürfnisse, die zwangsläufig keine Beachtung fanden, was ein Grund dafür ist, warum es mir auch heute noch sehr schwerfällt, guten Gewissens bei meiner Arbeit regelmäßige Pausen einzulegen. Nichtstun war lange Zeit schwierig für mich, weil es unmittelbar meinen inneren Kritiker auf den Plan rief, der mit seinen Kommentaren dafür sorgte, dass ich mich schlecht und unwertig fühlte, Gefühle, die ich vermeiden wollte.

Weil ich früh externe Botschaften verinnerlicht hatte, die Entspannung und Nichtstun mit Faulheit gleichsetzten. Über Leistung sicherte ich also meine Existenzberechtigung, um es extrem auszudrücken. Als Folge gehörten selbstgemachter Stress und Druck zu meinem Alltag wie Sonne und Regen zum Wetter. Ich war pausenlos damit beschäftigt, einen imaginären Berg aus Aufgaben zu überwinden, der stetig weiterwuchs, so dass, egal was ich auch leistete, mein Ziel unerreichbar blieb und ich mich schlecht fühlte.

Nach dem Abitur und einer kaufmännischen Ausbildung, die ich dank meines hohen Leistungsanspruchs selbstverständlich mit der Note »sehr gut« abschloss, begann ich ein Studium, das mit einem ganz neuen Level an Anforderungen verknüpft war. Das bekam ich schon im ersten Semester zu spüren, als die Professoren uns darauf aufmerksam machten, dass sich unsere Reihen schnell lichten würden, weil viele hochmotivierte Studienanfänger den Strapazen des universitären Lernens nicht gewachsen sein würden.

Ein ganz neuer Level an Leistungsdruck. Ich kämpfte mich tapfer durch das Grundstudium, schaffte es sogar, ein Auslandsstipendium in den USA zu ergattern und erhielt für meine Diplomarbeit eine Auszeichnung. Das Gefühl, etwas geleistet zu haben, hatte ich trotzdem nie. Schließlich gab es immer noch etwas zu verbessern oder zu optimieren, denn egal was ich auch erreichte, meinen eigenen überhöhten Ansprüchen wurde ich nicht gerecht.

Es wundert mich aus heutiger Sicht wenig, dass ich am Ende meines Studiums in eine Depression rutschte. Denn bei allen äußerlichen Erfolgen sah es in mir drinnen düster aus. Zu lange hatte ich mich zum Ausführungsorgan der in der Kindheit verinnerlichten Glaubenssätze gemacht, war dank meines hohen Leistungsanspruchs ständig über meine Grenzen gegangen. Wer ich jenseits von Leistung war, wusste ich damals nicht.

Leistung allein reicht nicht

Deshalb fiel es mir auch schwer, meinen beruflichen Weg zu finden. Immer wieder prallte mein beruflicher Wunschtraum auf die realen Gegebenheiten in meinem Leben, so dass es am Ende knapp zwei Jahre und eine weitere Ausbildung dauerte, bis es schien, als hätte ich meinen Traumberuf endlich gefunden. Als technische Redakteurin konnte ich meine Freude an Texten und Sprache ebenso ausleben wie mein Auge fürs Detail.

Doch dieser Zustand sollte nicht lange anhalten. Bedingt durch einen Boreout bei meiner ersten Stelle als technische Redakteurin und den anschließenden Umzug in eine neue Stadt, löste ich unwissentlich meine erste große Lebenskrise aus.

Hatte ich mich eben noch über die spannende neue Stelle gefreut, saß ich in der Realität plötzlich einsam und allein ohne soziale Kontakte in einer unbekannten Stadt in einer fremden Wohnung, die ich für die Probezeit zur Untermiete bezogen hatte. Während ich bemüht war, mich in komplexe Themen einzuarbeiten und in meiner neuen Arbeitsumgebung Fuß zu fassen, konzentrierte sich mein Leben neben der Arbeit einzig und allein darauf, die mit der Situation einhergehenden (alten) Gefühle von früher unter Verschluss zu halten.

Was so lange gut ging, bis eine Kollegin kündigte, jemand, der mir ein gewisses Maß an Halt in meiner neuen Umgebung gegeben hatte. Mein mit letzter Kraft aufrecht erhaltenes innerpsychisches Kartenhause brach zusammen. Völlig erschöpft von meinem Versuch, meine Situation über Leistung zu kontrollieren, am Rande eines Zusammenbruchs, schleppte ich mich zur Hausärztin, die sofort erkannte, in welch großer innerer Not ich mich befinde und zog mich aus dem Verkehr. Auch dieses Mal hielt die Erschöpfungsdepression mehrere Monate an und ich war froh, als ich eines Tages im Garten sitzend endlich wieder die blaue Farbe des Himmels wahrnehmen konnte. So als hätte jemand mein Lebenslicht wieder angeknipst.

Ausgestattet mit frischer Energie und neuem Lebensmut, suchte ich mir einen neuen Job in meiner alten Heimat, dem Rhein-Main-Gebiet. Nichtsahnend, dass mein innerer Zwang, mich allein über Leistung zu definieren, erneut zu meinem Verhängnis werden würde. Denn ich geriet an einen Arbeitgeber, wo ich schnell in neue Rollen und Aufgaben gedrängt wurde, die weder meiner beruflichen Erfahrung als Redakteurin entsprachen noch dem Level an Verantwortung, dem ich mich gewachsen fühlte.

Leider konnte ich mich nicht abgrenzen oder für meine Bedürfnisse einsetzen. Stattdessen rutschte ich nach knapp zwei Jahren blinden Funktionierens und stupiden Befolgens zum Teil haarsträubender Anweisungen von oben wieder in einen Erschöpfungszustand, wo nichts mehr ging, und der mich zwang, erneut Job und Stadt zu wechseln. Meine Tendenz, mich allein über Leistung zu definieren, nahm ich leider mit. Erst vier Jahre und unzählige Hilferufe meines Körpers später, fing ich endlich an zu begreifen, was eigentlich hinter meiner Leistungsorientierung steckt.

Leistungsversagen mit Ankündigung

Denn in einer psychosomatischen Reha, kurz nach Ende eines kräftezehrenden, zwei Jahre dauernden Konflikts mit einem Arbeitskollegen, zeigten sich erste aufgestaute Gefühle von Traurigkeit, die ich damals noch nicht zu deuten wusste.

Unmittelbar im Anschluss an meinen Kuraufenthalt legte Anfang 2020 die Corona-Krise die Welt lahm, während es in meinem Inneren weiter heftig brodelte. In mir schien sich etwas Gehör verschaffen zu wollen, denn kurz vor meiner ersten Traumatherapiestunde im Sommer hatte ich meine erste Panikattacke.

Doch es sollte weitere neun Monate dauern, bis mein System den aufgestauten Stress endgültig nicht mehr zu kompensieren wusste. Blind für die Signale meines Körpers, versuchte ich tapfer Stand zu halten und versteifte mich zusehends auf die Idee an einer bisher unentdeckten Krankheit zu leiden. Ständig war ich am Analysieren und Recherchieren, sprich im Kopf, während mein Körper sich immer lauter zu Wort meldete und immer mehr Symptome produzierte. Ein Verdachtsdiagnose meiner Frauenärztin brachte das Fass schließlich zum Überlaufen, und ich spürte, wie die inneren Dämme zu brechen begannen. Verzweifelt bemühte ich mich wochenlang um Hilfe, bis der Punkt kam, wo nichts mehr ging und ich mich mit letzter Kraft entschied, mich ins Krankenhaus einweisen zu lassen.

Totaler Systemabsturz mit Folgen

In dem Moment versagten alle meine auf Leistungserbringung ausgerichteten Überlebens- und Bewältigungsstrategien und mein System brach destabilisiert und erschöpft zusammen. Aus meiner anfänglichen Panik, niemand würde meinen Job übernehmen können, wurde nur sehr langsam Gewissheit darüber, dass es länger dauern würde als mir lieb ist, bis ich wieder auf die Beine kommen würde und dass Leistungsdruck mir diesmal nicht helfen würde.

Im Gegenteil: Ich musste lernen, mich wie ein Puzzle neu zusammenzusetzen. Mit allem, was durch die Krise hochgekommen war und mit allen neuen Herausforderungen, die sie für mich bereithalten sollte: Wenig einfühlsames Krankenhauspersonal, strikte Stationsregeln, Visiten, die sich eher wie Kreuzverhöre anfühlten, geteilte Nasszellen, nächtliche Kontrollbesuche, psychische Ausnahmezustände von Mitpatienten, Trigger in Form von Sirenen und Hilferufen sowie die Maskenpflicht bei Sport & Co., die Panik bei mir auslöste.

Bei der Ergotherapie, die ich sehr schätze, ging mein Blick anfangs stets zuerst zur großen Uhr an der Wand. Ich hatte dauernd das Gefühl, mich beeilen zu müssen, unter Druck zu stehen und keine Zeit zu haben. Schließlich musste ich für meinen Job schnell wieder funktionieren und etwas leisten. Es sollte Wochen dauern, bis ich es schaffte, aus dieser zwanghaften Wahrnehmung auszusteigen, die meinen hohen Stresspegel widerspiegelte. Auch als ich fünf Wochen später nach Hause zurückkehrte, fühlte ich mich monatelang, als müsste ich wieder laufen lernen und die Welt neu begreifen.

Ich begann zu verstehen, dass ich mich immer über Leistung definiert hatte, weil ich mir davon Anerkennung und damit Liebe und Zuneigung versprochen hatte. Doch auch ohne etwas leisten zu müssen, hatte ich die Krise überstanden. Eine neue Erfahrung, die mein Leben veränderte. Heute weiß ich, dass die Leistungsorientierung daher rührt, dass ich früh die Überzeugung verinnerlichte mein Dasein allein reiche nicht aus, um geliebt zu werden. Ich musste mir Anerkennung erst über Leistung verdienen.

Was in dem Moment passiert, wo dieser Mechanismus versagt, hatte ich erlebt: Der Stress in mir war unaushaltbar geworden, alle meine Abwehrmechanismen hatten versagt und als Folge hatte in mir das Gefühl getobt, eine totale Versagerin zu sein, die es nicht verdient hat, geliebt und anerkannt zu werden. Schon gar nicht dafür, einfach da zu sein. Der Schmerz, der damit einhergeht, ist so gewaltig, dass ich ihn in meinem ganzen Körper fühlen kann, was auch erklärt, warum ich ihn lange Zeit verdrängen und abspalten musste. Ich hätte nicht die emotionalen Kapazitäten gehabt, ihn auszuhalten.

Auch heute fällt es mir manchmal schwer, meinen inneren Antreiber und meinen To-Do-Listen-Manager zu bremsen. Denn, obwohl ich die beiden Leistungsliebhaber aus meiner Sammlung innerer Kritiker inzwischen besser kenne und ihnen wertschätzend begegnen kann, was eine zentrale Voraussetzung dafür ist, dass ich ihnen nicht mehr blind das Steuer für mein Leben überlasse, schlummert auch heute noch die alte Überzeugung in mir, mein Wert hänge von meiner Leistung ab. Zum Glück gerate ich nur noch selten in Versuchung, diesen inneren Stimmen unreflektiert zu glauben.

Und auch wenn mein Eimer immer noch ein kleines Loch hat, kann ich damit heute kreativ umgehen. Denn indem ich das Loch in meiner Fantasie stopfe und mir vorstelle, wie es sich wohl in meinem Körper anfühlt, wenn der gestopfte Eimer voll werden darf, kann ich mich langsam, aber sicher an den Gedanken gewöhnen, dass mein Leben auch ohne Leistung wertvoll ist und ich mir Liebe und Anerkennung nicht erst verdienen muss.

Klein schon groß sein müssen

[Parentifizierung]

Niemand kann sich die Familie aussuchen, in die er hineingeboren wird. Wenn wir Glück haben, sind wir erwünscht, wie es bei mir und meiner Schwester der Fall war. Auch wenn das allein wenig über die Umstände aussagt, in denen wir tatsächlich später aufwachsen. Denn mein Vater hatte sich eigentlich einen Sohn gewünscht, so dass mein Dasein als Tochter früh an Gefühle von Minderwertigkeit und Falschsein gekoppelt war.

Meine ersten Babyfotos zeigen mich mit kleinen weißen Fäustlingen, die ich trug, da ich mir sonst die Haut im Gesicht aufgekratzt hätte. Für mich ein Zeichen, dass ich bereits mit einem hohen Grad innerer Anspannung zur Welt kam. Den Schilderungen meiner Mutter nach war ich trotzdem ein sehr pflegeleichtes und friedliches Kind, bis die ersten Zähne kamen und sie mich aufgrund der damit verbundenen Schmerzen nur noch schwer beruhigen konnte. Sie ließ mich nie schreien, was in dieser Zeit durchaus noch üblich war, an Einstimmung und Beruhigung fehlt es mir leider trotzdem.

Denn auch wenn ich diese frühe Zeit nicht bewusst erinnern kann, weil unsere Erfahrungen in diesem Alter implizit im Körper aber nicht explizit im Gedächtnis gespeichert werden, lassen mich meine Selbsterfahrungen aus Therapie & Co. darauf schließen, dass ich früh im Überlebensmodus agierte, ohne eine sichere Basis für mein Leben entwickeln zu können.

Da es mir an Vorbildern fehlte, blieb meine Fähigkeit zur Selbstregulation unterentwickelt, sodass ich früh damit zu kämpfen hatte, mich selbst zu beruhigen und meine Emotionen zu regulieren.

Was aus heutiger Sicht plausibel und nachvollziehbar ist, wenn ich bedenke, dass meine Eltern diese Fähigkeiten selbst nie erwerben

konnten, weil sie zur Generation der Kriegskinder gehören, die in ihren ersten Lebensjahren selbst wiederholt traumatischen Erfahrungen ausgesetzt gewesen waren. Sie gaben ihr Bestes, indem sie uns
materiell gut versorgten, nie körperlich bestraften und alles in ihrer
Macht stehende taten, damit wir wohlbehütet aufwachsen. Dafür bin
ich heute sehr dankbar, auch wenn es wenig an der Traurigkeit über
meine verlorene Kindheit und dem daraus resultierenden langen Weg
der Traumaheilung ändert.

Denn ich musste früh lernen, mich auf die Befindlichkeiten und
Stimmungen meiner Eltern einzustellen, statt sie sich auf meine, um
durch Anpassung an die äußeren Umstände die Bindung und damit
mein Überleben zu sichern. Im Gegenzug dazu musste ich meine eigenen Gefühle und Bedürfnisse abspalten. Verschwunden waren sie
dadurch zwar nicht, aber es machte den inneren Konflikt, in dem ich
damals steckte, aushaltbar. Und den Weg frei für die Übernahme falscher Verantwortung.

Verdrehte Verantwortung

Was keine bewusste Entscheidung meinerseits war, sondern Beginn einer Rollenumkehr, die in der Fachliteratur als Parentifizierung
bezeichnet wird. Kinder übernehmen dabei Aufgaben, die eigentlich
den Eltern zufallen, wie etwa Verantwortung übernehmen, Entscheidungen treffen oder innerfamiliäre Konflikte lösen. Der Preis dafür
ist hoch, denn längerfristig opfern Kinder dafür wichtige Aspekte ihrer Kindheit, wie etwa Lebhaftigkeit oder Sorglosigkeit.

Da meine Mutter unter Depressionen und den Folgen ihrer eigenen
traumatischen Kindheit litt, Dinge, die wie man heute weiß, auch non-
verbal wahrgenommen und kommuniziert werden, sorgte ich mich
als Kind unbewusst um ihr Wohlergehen, schließlich war ich für mein
Überleben auf ihre Existenz angewiesen. Als Folge geriet ich in eine
Hab-Acht-Stellung, die auf meine Außenwelt ausgerichtet war und

mich damit beschäftigt hielt zu verfolgen, wie es meiner Mutter geht. Da mein Vater zu emotionalen Ausbrüchen neigte, die mir Angst machten und mich verunsicherten, war das ein weiterer Grund, meine Umgebung ständig gut im Blick zu behalten.

Es ist daher wenig verwunderlich, dass ich als ängstlich umsorgte Erstgeborene zum braven, über die Maßen angepassten Mädchen heranwuchs, dass unauffällig im Hintergrund mitlief, sich gut still und allein beschäftigen konnte und auch in der Schule rein äußerlich betrachtet gut zurechtkam. Mein Über-Ich war ebenso stark ausgeprägt wie mein Verantwortungsbewusstsein und der Grad meiner Fremdbestimmtheit. Konflikte jeglicher Art waren der blanke Horror für mich, denn ich hatte ständig das Gefühl, schlichten und Frieden herstellen zu müssen. Eine Rolle, die ich früh verinnerlichte.

Während meine Antennen für die Außenwelt und meine Mitmenschen über die Jahre immer feiner und differenzierter wurden, fühlte ich mich immer mehr von mir selbst abgeschnitten. Ich hatte zwar Hobbies, kann mich aber nicht daran erinnern, ob sie mir Spaß oder Freude bereitet haben. Denn meine Wahrnehmung war früh von Ängsten und Katastrophendenken, statt von Energie und Unbedarftheit geprägt. Was dazu führte, dass ich in meiner Fantasie Geschichten erfand, in denen ich von starken Heldenfiguren gerettet wurde, bevor es zu einem romantischen Happy End à la Hollywood kam.

Aus heutiger Sicht bin ich überzeugt, dass diese Tagträume eine Art Dissoziation darstellten, die mir halfen in einer Welt zu überleben, wo ich mich allein, ungesehen und nicht wahrgenommen fühlte. Denn jetzt mal ehrlich: Dem Gehirn ist es ziemlich egal, ob ich etwas echt und in Farbe erlebe oder ich es mir nur in meiner Vorstellung ausmale. Was zählt ist, dass es hilft.

Obwohl ich immer Freunde hatte, waren diese Beziehungen geprägt von Anpassung, Unterwürfigkeit und meiner übergroßen Angst vor dem Verlassenwerden. Ich war bereit, fast alles für die jeweils andere Person zu tun, um bloß die Beziehung aufrechtzuerhalten, auch wenn ich als Gegenleistung meine eigenen Bedürfnisse unterdrücken musste. Dieses Muster hatte ich schließlich schon früh verinnerlicht. Wenig verwunderlich, dass ich kurz vor dem Ende meiner Schulzeit das erste Mal in eine depressive Episode rutschte.

Helfersyndrom trifft Harmoniesucht

Mir war leider nicht bewusst, dass mein Verpflichtungsgefühl anderen gegenüber dabei ist, sich immer mehr zu einem Helfersyndrom und einer Harmoniesucht auszuwachsen, ich also zum klassischen People Pleaser mutierte, auch wenn ich merkte, dass es mir schwer fiel Nein zu sagen. Denn das komplexe Thema »Grenzen« spielte damals noch keine Rolle für mich.

Ebenso wenig wie das Bewusstsein darüber, dass ich Konflikten deshalb um jeden Preis aus dem Weg ging, weil sie bei mir Schuldgefühle auslösten, die mich daran erinnerten, dass ich in meiner familiären Rolle als Schlichterin häufig versagt hatte. Dass ich in dieser Rolle, die ich mir unbewusst aufgeladen hatte, nur versagen konnte, weil kein Kind in der Lage ist, die Elternrolle für die eigenen Eltern zu übernehmen und für sie zu sorgen oder sie zu retten, war mir natürlich nicht klar.

Kein Wunder, dass meine Kräfte mit den Jahren immer weniger wurden, denn meine Versuche, die latent vorhandenen Schuldgefühle über Leistung und das Streben nach Perfektionismus zu kompensieren, mussten früher oder später scheitern.

Gegen Ende meines Studiums rutschte ich erneut in eine Depression. Denn mit den Themen Berufseinstieg und Berufsfindung rückten meine Defizite in den Bereichen Selbstwert und Identität vorübergehend wieder in den Vordergrund, nur um kurz darauf für weitere zehn Jahre in den Abgründen meines Unterbewusstseins zu verschwinden.

Dank meinen lang praktizierten Kompensationsstrategien und gut funktionierenden Abwehrmechanismen, glich ich äußerlich betrachtet erneut einer fleißigen, auf Leistung getrimmten Biene, die in Wirklichkeit auf der Flucht vor sich selbst und ihrer Vergangenheit ist.

Das ich seit meiner Kindheit unter chronischem Stress, Ängsten und Depressionen sowie einem geringen Selbstwert und Schwierigkeiten in zwischenmenschlichen Beziehungen litt, ignorierte ich weiter ebenso gekonnt wie die Tatsache, dass ich weiterhin zu Überverantwortlichkeit im privaten als auch im beruflichen Kontext sowie zur Selbstaufopferung neigte, Eigenschaften, die ich erst rückblickend in meine Lebensgeschichte einordnen gelernt habe.

Wenn loslassen zu Existenzangst führt

Gesteuert durch meine frühe Prägungen geriet ich schließlich in eine Beziehung, in der ich mich derart mit meinem Gegenüber identifizierte und mich selbst aufgab, dass ich dachte ich sei für die Lösung der Probleme des anderen verantwortlich, und dass ich nichts unversucht lassen dürfe, um diese Person zu retten.

Mit geringem Erfolg, denn je mehr Verständnis, Hilfsangebote und Gefälligkeiten ich investierte, desto schlechter ging es mir, weil emotionale Flashbacks und Verlustängste auftauchten, während das Gegenüber weiter sein Ding machte. Aus heutiger Sicht ein cleverer Versuch meiner Psyche, die ungelösten Themen aus der Kindheit endlich abschließen zu wollen, der mich trotz wertvoller Erkenntnisse viel Kraft gekostet hat.

Bis kurz vor Schluss entging mir die Tatsache, dass ich in eine Co-Abhängigkeit geraten war, in der ich mit längst unbrauchbar gewordenen Mustern und Strategien aus meiner Kindheit, Probleme zu lösen versuchte, für die ich gar nicht verantwortlich war. Um damit meine Existenz zu sichern.

Quasi eine Reinszenierung der Parentifizierung, die ich in meiner Kindheit erlebt hatte: Wie bei meiner depressiven Mutter, glaubte ich, den Freund retten zu müssen, und obwohl er zwar weder kritisch noch impulsiv reagierte wie mein Vater, war er emotional ebenso unnahbar, was mein Streben nach Anerkennung über Leistung anstachelte. Ein wahrer Teufelskreis, der mir gezeigt hat, wie hartnäckig frühe Überlebensmuster sein können.

Wer wie ich klein schon groß sein musste, spürt die Auswirkungen für den Rest seines Leben. Sei es durch einen Mangel an Urvertrauen, dem Gefühl, dass die Welt kein verlässlicher und sicherer Ort ist, durch das Gefühl, alles allein bewältigen zu müssen und niemand um Hilfe bitten zu dürfen, oder durch Schwierigkeiten im Umgang mit den eigenen Bedürfnissen und Grenzen.

Umso wichtiger ist es, das Thema »Parentifizierung« als Teil der eigenen Geschichte zu akzeptieren und aufzuarbeiten, denn alles, was sein darf, kann sich verändern und zu neuen Erfahrungen führen.

So wie ich bin, bin ich falsch

[Selbstabwertung]

Vor zwei Jahren habe ich mit einem Freund ein Erdfest organisiert. Mit einer kleinen Gruppe naturbegeisteter Menschen verbrachten wir einen Tag draußen in der Natur mit Übungen zu Achtsamkeit und Entschleunigung, bei denen wir die Natur würdigten. Dabei entstanden auch Fotos von unseren gemeinsamen Aktivitäten, eigentlich die normalste Sache der Welt, sollte man zumindest meinen.

Leider wurde eines der Bilder zu einem Supertrigger für mich. Als ich es beim Anschauen der Fotos im geteilten Ordner bei Google entdeckte, spürte ich wie ich im Bruchteil von Sekunden innerlich von einer Welle aus Scham und Minderwertigkeit überrollt wurde, die mich raus aus der Gegenwart und zurück in die Vergangenheit beförderte, einer Zeit, die geprägt gewesen war von Kritik und Abwertung.

Ein nie dagewesenes Gefühl aus Unzulänglichkeit, Peinlichkeit und Schlechtsein machte sich in mir breit, das mich völlig zu vereinnahmen drohte, ich konnte weder klar denken noch etwas gegen die Vereinnahmung durch dieses Gefühl machen. Geschockt und starr saß ich vor dem PC, verzweifelt nach Fassung ringend, denn ich fühlte mich wie gefangen im falschen Film. Und verstand die Welt nicht mehr.

Bei einem Videoanruf zur Nachbesprechung unseres Fests brach ich völlig neben mir stehend schluchzend in Tränen aus, denn der emotionale Schmerz, der sich mittlerweile in meinem ganzen Körper breit gemacht hatte, fühlte sich so vernichtend an, dass an ein Zähne zusammenbeißen und Fassung bewahren nicht mehr zu denken war. Ich war komplett absorbiert von alter toxischer Scham, wollte lieber gar nicht mehr existieren, als mich in diesem Zustand jemandem zuzumuten.

Durch gutes Zureden und Gelassenheit bei meinem Gegenüber gelang es mir, nach einiger Zeit wieder zur Ruhe zu kommen, die Gefühlswelle, die gerade noch in mir getobt hatte, ließ langsam nach. Ich begann zu verstehen, was gerade vorgefallen sein musste, ohne jedoch zu begreifen, warum ausgerechnet ein unvorteilhaftes Foto von mir mich in einen solchen gefühlsmäßigen Ausnahmezustand hatte stürzen können.

Ich schäme mich für mich selbst

Aber Dami Charf schreibt auf ihrem Blog, dass Scham eine Emotion ist, die dazu in der Lage ist, unser Ich-Gefühl zu zerstören. Abgesehen davon, dass sie uns dazu bringen kann, im Erdboden versinken und nicht mehr leben zu wollen. Sie kann sich für Babys und Kleinkinder so verletzend anfühlen, dass bei Nicht-Auflösung des Gefühls durch die Bezugsperson, der diese Aufgabe zufällt, weil Kinder sich noch nicht selbst regulieren können, ein Zustand von maximaler Einsamkeit, In-sich-Zurückgezogenheit und Hilflosigkeit zurückbleibt, kurz toxische Scham.

Anscheinend hatte das Foto als Trigger gewirkt, der toxische Scham bei mir ausgelöst hatte. Was mir zum Glück in dieser Form bisher kein zweites Mal passiert ist, aber man soll ja niemals nie sagen.

Selbstabwertung als Selbstschutz

Fakt ist, dass Scham und auch Selbstabwertung zu diesem Zeitpunkt schon lange feste Bestandteile in meinem Leben waren. Wie Zähneputzen oder Duschen. Daher ist mir lange Zeit nicht aufgefallen, dass ich mit meinen negativen Selbstzuschreibungen etwas von früher übernommen habe, was mir heute noch als Schutzstrategie dient.

Indem ich mir ständig selbst vorhalte, was ich alles nicht kann, wie unfähig ich doch in Wahrheit bin, was die anderen wohl bloß noch nicht gemerkt haben, wie hässlich, dumm und wenig liebenswert ich bin, bewahre ich mich davor diese Botschaften erneut von außen auf mich einprasseln lassen zu müssen. Gut gemeint, trotzdem eine Form von Gewalt gegen mich selbst, denn durch permanente Selbstabwertung entsteht definitiv kein Selbstwert.

Inzwischen hat der Druck mich selbst nieder zu machen deutlich nachgelassen, auch wenn sich die negative innere Stimme immer mal wieder zu Wort meldet: Beim kritischen Blick in den großen Spiegel im Flur oder ein Schaufenster, wenn ich der schlechten Angewohnheit verfalle mich mal wieder mit anderen Menschen zu vergleichen, die natürlich immer dünner, schlauer oder erfolgreicher sind als ich, oder bei Projekten, die Veränderung und damit Verunsicherung für mein System bedeuten, denn auch da kann gezielte Selbstabwertung helfen den eigentlich längst überkommenen Status quo zu erhalten, der für mein Nervensystem mehr Sicherheit bedeutet.

Auch wenn ich heute weiß, dass ich so wie ich bin, nicht falsch bin, fürchte ich, dass Scham und Selbstabwertung mich noch eine Weile auf meinem Weg der Traumaheilung begleiten werden, in abgemilderter Form zum Glück, denn beides steckt so tief verwurzelt in mir und meinem Körper, dass es wirklich schwer ist diese Muster nachhaltig aufzulösen und zu heilen. Aber ich glaube fest daran, dass es in kleinen Schritten möglich ist. Und das ist das, was zählt.

4. Gefühle

Ungelebtes Leben

[Traurigkeit]

In einem Zitat von Sören Kierkegaard heißt es: »Verstehen kann man das Leben nur rückwärts, doch leben muss man es vorwärts.« Treffender hätte ich es nicht ausdrücken können. Denn schon oft habe ich mir eine Pause-Taste gewünscht, um mein Leben anzuhalten und meine Probleme zu lösen, bevor ich neu sortiert weiterlebe. Und um gefühlt nicht noch mehr meiner Lebenszeit zu verschwenden, bei dem Versuch, endlich normal zu sein.

Aber was heißt eigentlich normal? Für mich hieß das lange, nicht mehr in endlosen Grübelschleifen festzuhängen oder mir dauernd Sorgen machen zu müssen. Oder mich von Grund auf als schlechter und unfähiger Mensch zu sehen, Angst vor der Zukunft zu haben, erschöpft auf dem Sofa zu sitzen, statt soziale Kontakte zu pflegen, mich endlich mit der Welt verbunden fühlen zu können statt wie gefangen unter einer großen grauen Wolke, die mir auf Schritt und Tritt seit meiner Kindheit folgt.

Nicht, dass ich nicht mit aller Macht versucht hätte, mein Leben zu verändern. Seit ich denken kann, war ich von Büchern begeistert, entdeckte immer wieder neue spannende Lektüre, sei es in öffentlichen Büchereien oder in Buchläden, gewann neue Erkenntnisse über mich und meine vermeintlichen Probleme. Doch der Versuch, Dinge zu verstehen, brachte keine Besserung für meine umfangreichen psychischen Defizite.

Als ich 2004 in den USA durch Zufall ein Buch über Hochsensibilität entdeckte, war ich Feuer und Flamme. Das erste Mal im Leben hatte ich das Gefühl, die Ursache meiner Probleme endlich gefunden zu haben. Was dort geschrieben stand, traf zu hundert Prozent auf mich zu. Trotzdem ging es mir durch diese Selbsterkenntnis nicht besser. Ich wurde immer wieder depressiv, zog mich von der Welt zurück, versuchte meinen Kummer mit Essen zu betäuben und in Rotwein zu ertränken und fühlte mich lebensunfähig.

Ich wünschte mir nichts sehnlicher als eine Partnerschaft, spürte aber gleichzeitig meine riesengroße Angst vor Nähe, so dass ich mich stets in unerreichbare Männer verliebte, die mein Unterbewusstsein wohl als ungefährlich einstufte. Außerdem hielt ich mich ohnehin für unfähig und hässlich, wie sollte sich da jemand in mich verlieben? Immer wieder zog ich Menschen an, die meine Hilfe zu brauchen schienen, tat alles, um ihnen zu gefallen, fokussierte mich auf ihre Bedürfnisse und Wünsche und übersah, dass ich selbst auch welche hatte.

Auf der Suche nach mir selbst

Anerkennung durch Leistung schien mein Lebensmotto zu sein, ich stürzte mich in meine Arbeit, wechselte mehrfach Job und Wohnort. Als ob ich unbewusst auf der Flucht wäre, wie meine Großeltern damals im Zweiten Weltkrieg. Dabei wollte ich endlich ankommen. An einem Ort. Bei mir selbst. Aber ich fühlte mich permanent gehetzt, gestresst, von äußeren Umständen getrieben, ohne zu merken, wovor ich eigentlich Reis ausnahm: mir selbst und meinen Gefühlen.

Ich schlitterte von einer Krise in die Nächste: Erst ein Zusammenbruch in der Probezeit für einen neuen Job, dann Arbeiten bis zur Erschöpfung in einer Position, in die ich mich hatte drängen lassen, wo ich verantwortlich war für seit langem ungelöste interne Probleme. Damit nicht genug. Denn in meinem nächsten Job stand ich nach der Probezeit plötzlich allein da, von Team keine Spur mehr, musste erneut allein Verantwortung übernehmen, nur um dann in einen zwei Jahre währenden Konflikt mit dem neu eingestellten Kollegen zu geraten, auf den meine erste psychosomatische Reha folgte, dann Corona.

Zu diesem Zeitpunkt befasste ich mich bereits drei Jahre mit dem Thema »Trauma«, hatte gerade eine Traumatherapie begonnen. Mein Leben war definitiv ins Wanken geraten. Ich geriet in eine Krise und es sollte ein volles Jahr und eine weitere psychosomatische Reha dauern, bis ich so stabil war, dass ich anfangen konnte zu begreifen, was passiert war. Bis das bisher Erlebte in meinem Leben einen Sinn zu machen begann, und ich lernte, meine Vergangenheit mit anderen Augen zu sehen.

Aufgewacht und doch verschlafen

Die Aha-Momente häuften sich, ich fing an zu fühlen, was ich schon lange gewusst hatte: Die Wut, die Traurigkeit, die Einsamkeit, die Sehnsucht nach Verbindung. Mit einem Schlag hörte ich auf Alkohol zur Betäubung meiner Gefühle und zur Regulation von Stress einzusetzen, merkte, wie ich anfing mein Essverhalten bewusster wahrzunehmen und lernte, dass Nein-Sagen nicht zu einem Beziehungsabbruch führt, sondern im Gegenteil gelingende erwachsene Beziehungen überhaupt erst möglich macht.

Aber ich hatte auch viel verpasst. Eigentlich einen Großteil meines Lebens, den ich im Leistungsdenken gefangen, abgetrennt von mir und meinen Gefühlen damit zugebracht hatte andere glücklich machen zu wollen, während meine Seele heimlich litt und ich zwar funktionierte, aber eben nicht lebte. Denn echte Lebendigkeit ist etwas, was es in meinem Leben lange nicht gab. Nicht geben konnte, denn dieses Gefühl war begraben unter Ängsten, Depressionen und Schmerz. Gemischt mit einer tiefen Traurigkeit einfach nicht dazu zu gehören, wartete ich darauf, dass jemand kommen und mich retten und mir das Leben schenken würde, dass ich mir heimlich in meinen Tagträumen ausgemalt hatte.

Ich hätte nie gedacht, dass ich es selbst sein würde, die es irgendwann schafft, den inneren Schalter umzulegen, um aus dem ungelebten Leben eines mit einer bunten Achterbahn aus Körperempfindungen, Gefühlen und Lebendigkeit zu machen. Doch es war der einzige Weg, den niemand anderes für mich hätte gehen können.

Und auch wenn ich mein Leben nur rückblickend verstehe, fühlen und leben muss ich es vorwärts, im Hier und Jetzt, denn auch wenn die große Traurigkeit über mein ungelebtes Leben mich immer wieder einholt, weiß ich heute, dass sie wie alle Gefühle zu meinem Menschsein dazugehört und das der einzige Weg mit ihr umzugehen durch sie hindurchführt. Egal wie schmerzhaft es wird.

Angst, wir müssen reden

[Angst]

Früher wusste ich nicht, dass ein Gefühl so viele Ausprägungen haben kann: Angst. Als Kind hatte ich Angst in den Keller zu gehen, aber das ist auch die einzige Situation, die mir in diesem Zusammenhang einfällt. Vermutlich habe ich alle anderen angsterfüllten Momente erfolgreich verdrängt. Oder bin in die Dissoziation abgetaucht.

Das passiert mir auch heute manchmal noch, wenn ich zu viel Angst habe: Ich merke, wie sich meine Wahrnehmung der Umwelt verändert, als ob sich ein leichter Nebelschleier über meine Augen legt und ich gleichzeitig von meinen Körperempfindungen abgeschnitten werde. Kein angenehmer Zustand, aber inzwischen weiß ich, dass er mich in Momenten schützt, wo meine Psyche an ihre Grenzen kommt.

Und Angst kann einen an die eigenen Grenzen bringen. Das musste ich vor wenigen Jahren erfahren, als ich ein Jahr nach einer Panikattacke auf der Autobahn in meine bisher größte Krise geriet. Rückblickend fühlt es sich an, als ob mein Körper wochenlang versucht hätte, mich mit allerlei Körpersymptomen auf die Not aufmerksam zu machen, in der er sich befand.

Ich hatte nicht nur Angst an einer schlimmen Krankheit zu leiden, sondern auch Angst vor dem Schwindel, der seit einigen Jahren regelmäßig wiederkehrte und für den ich lange nach einer Erklärung suchen musste. Irgendwann war es so schlimm, dass ich sogar vor meinem Körper und vor ganz normalen Körperempfindungen wie einem Zwicken im Bauch oder einem Ziehen im Rücken Angst hatte.

Das war der Moment, an dem ich es zu Hause nicht mehr ausgehalten und mir Hilfe gesuchte hatte. Da ich versehentlich erwähnte, dass ich das Haus nicht verlassen könne, obwohl ich eigentlich kein Problem damit hatte und diese Angst einmalig im Zustand größter innerer

Not aufgetreten war, wurde mir vom Oberarzt direkt eine Agoraphobie verpasst, so viel zur ausführlichen Diagnostik bei psychischen Störungen.

Das ich kurz vorher ausgelöst durch einen Verdachtsbefund meiner Frauenärztin mit existentiellen Ängsten aus meiner Kindheit konfrontiert worden war, die mein inneres Fass mit aufgestauten Traumastress zum Überlaufen gebracht hatten, was zu einer Reaktivierung meines Traumas und einer anschließenden Dekompensation geführt hatte, interessierte die Ärzte und das Pflegepersonal im Krankenhaus leider wenig.

Ich war erschöpft und überdrehte gleichzeitig, so dass ich das Gefühl hatte, zu zerspringen. Es dauerte Wochen, bis ich mich schließlich traute, das Gelände des Krankenhauses zu verlassen, denn meine Angstzustände waren immer noch so extrem, dass ich nur mit Mühe allein im Supermarkt einkaufen konnte. Dinge, die vorher alltäglich gewesen waren, fühlten sich plötzlich lebensbedrohlich an. Und es dauerte knapp ein halbes Jahr, bis ich wieder arbeiten konnte.

Geht das auch ohne Angst?

Doch auch danach war die Angst mein ständiger Begleiter. Selbst als ich anfing, die Zusammenhänge dank Traumatherapie besser zu verstehen, bewahrte mich dieses Wissen nicht vor unzähligen angsterfüllten Momenten und Situationen. Denn das Gegenteil von Angst ist gefühlte Sicherheit, die man nur über den Körper herstellen kann. Nicht über den Kopf, wie ich es jahrzehntelang versucht hatte.

Aber wenn man wie ich das erste Mal im Leben lernt, seine Körperempfindungen wahrzunehmen, braucht es viele Anläufe und viel Übung, um das notwendige Vertrauen aufzubauen, um im eigenen Körper und im Gefühl der Sicherheit anzukommen. Zum Glück sind unser Gehirn und das Nervensystem bis ans Ende unserer Tage lernfähig und lassen sich mit Hilfe neuer Erfahrungen und Geduld davon überzeugen, dass die Welt nicht so gefährlich ist, wie es der Angstzentrale in unserem Kopf manchmal erscheint.

Leider hält die Angstzentrale, auch als Amygdala bekannt, Menschen ebenso für eine Gefahr, wenn man von einem Bindungstrauma betroffen ist. Das ist ein wichtiger Grund dafür, dass ich, wie viele Betroffene, mit dem Thema »Beziehungen« große Schwierigkeiten habe. Denn wenn eine vertrauensvolle und sichere Bindung in der Kindheit gefehlt hat, es zusätzlich noch zu traumatisierenden Erfahrungen gekommen ist, kann der Wunsch nach menschlicher Nähe noch so groß sein, sie macht auch eine Riesenangst.

Komm mir nah, doch bleib mir fern

Womit wir zu einer weiteren Art von Angst kommen: der Angst vor Nähe. Diese Art Angst ist mindestens genauso fies wie alle anderen Ängste, eher noch fieser, denn als soziales Wesen brauchen wir andere Menschen für unser Wohlergehen. Angst vor Kontakt, Bindung und Beziehungen zu haben, ist also mehr als Kontraproduktion, sie ist schmerzhaft, beschämend und schwer zu ertragen. Insbesondere weil diese Angst extrem viel Zeit und Geduld braucht, um sich nachhaltig zu verändern. Dazu an anderer Stelle mehr.

Ein Schlüsselmoment im Umgang mit meiner Angst war eine Therapiestunde mit der systemischen Therapie mit der inneren Familie, kurz IFS oder Internal Family Systems. In dieser Stunde kämpfte ich zum ersten Mal nach vier Jahren Traumatherapie nicht gegen meine Angst, sondern trat ihr freundlich und wohlwollend gegenüber. Ich hatte Mitgefühl mit dem kindlichen Anteil in mir, der noch heute manchmal große Angst hat, und konnte körperlich spüren, wie sich durch meine veränderte Wahrnehmung etwas in mir zu entspannen begann, was die grundlegende Einstellung zu meiner Angst nachhaltig veränderte. Ein wahrer Game-Changer für mich.

Seitdem habe ich ein besseres Verständnis für meine Angst entwickelt und kann ihr heute mit mehr Offenheit und Verständnis begegnen. Was mein Nervensystem entspannt, denn es fühlt sich an, als wäre die Angst tatsächlich ein Gegenüber, bei dem all meine Worte und Gefühle ankommen und mit dem ich reden kann, wann immer ich möchte. Inzwischen habe ich schon viele achtsame Morgenstunden damit zugebracht, meine Angst, oder besser gesagt meine verschiedenen Ängste, mit Hilfe eines inneren Dialogs zu erforschen. Und wenn sie mich doch mal kalt erwischt, die Angst, dann heißt es ab jetzt: Angst, wir müssen reden.

Was mir im Umgang mit Angst hilft:

- Realitätsprüfung machen (Worst-Case-Szenario)
- Wahrscheinlichkeit des Eintretens vor Augen führen
- Wissen über Angst und Angstkreislauf aneignen
- Eigene Angstthemen und Angstauslöser identifizieren
- Techniken zur Selbstregulation anwenden (z.B. Klopfen)
- Atemtechniken üben, die ich im Notfall nutzen kann
- Gefühl zulassen und aushalten lernen (es geht vorbei!)
- Co-Regulation mit Hilfe eines regulierten Gegenübers
- Arbeit mit inneren Persönlichkeitsanteilen
- Auf der Stelle laufen, mich schütteln, zittern

[Wut]

Ich erinnere mich gut an den Moment, an dem ich Wut zum ersten Mal körperlich spürte. Das war im Krankenhaus, im Rahmen meiner stationären Akutbehandlung. Es ging um die Verlängerung meiner Arbeitsunfähigkeit. Ich hatte das Thema vorschriftsmäßig, während der Oberarztvisite angesprochen, so dass ich die benötigte Bescheinigung im Anschluss an den Termin im Schwesternzimmer erhalten sollte. So weit, so gut, dachte ich. Als ich am Freitagvormittag dort vorsprach, hieß es jedoch: »Warum haben Sie das nicht früher gesagt?« »Jetzt ist die Ärztin vielleicht schon weg.«

Sprachlos und mit offenem Mund stand ich in der Tür, unfähig etwas zu sagen, aber es tobte innerlich in mir. Warum bekomme ich jetzt einen Anschiss, obwohl sie das mit der Bescheinigung verbockt haben? Ich drehte mich um und ging zurück auf mein Zimmer.

Mit voller Wucht knallte ich die Tür hinter mir ins Schloss. Dann spürte ich plötzlich die in meiner Körpermitte angestaute Energie. Wie bei einem Vulkanausbruch schoss die Wut in mir empor, so dass ich das erste Mal spürte, wie sich die damit verbundene Kraft auf körperlicher Ebene anfühlt.

Dieser Augenblick ist mir gut in Erinnerung geblieben. Nicht, weil ich vorher nie wütend gewesen war. Sondern weil ich die Wut wirklich körperlich spüren konnte. Sie war endlich nicht mehr in meinem Kopf gefangen, in Form von Schimpftieraden und Fluchereien, nein, sie war plötzlich in meinem Bauch. Und das war sehr befreiend für mich. Sie fühlte sich nämlich ganz nach dem an, was sie im Grunde genommen ist: Körperliche Energie, die bereitgestellt wird, um meine Grenzen und Bedürfnisse zu verteidigen oder um auf eine Bedrohung zu reagieren.

Angst vor meiner Wut

Wut war für mich immer stark mit Angst verbunden gewesen, weil ich als Kind regelmäßig den Wutausbrüchen meines Vaters ausgesetzt gewesen war, so dass ich als Folge davon Angst vor meiner eigenen Wut entwickelt hatte. Und früh lernte, sie zu unterdrücken.

Denn Wut ist mit Angriffsenergie verbunden, die unser Körper bereitstellt, damit wir uns verteidigen können, sie bringt aber gleichzeitig die Bindung an unsere Bezugspersonen in Gefahr. Dadurch können Angst vor Wut und Schuldgefühle entstehen, die verhindern, dass wir unsere Wut fühlen. Was es wiederum unmöglich macht, dass wir lernen, konstruktiv mit ihr umzugehen.

Wenn wir die körperliche Energie, die mit der Wut einhergeht, als das wahrnehmen, was sie ist, und als Information nutzen, ohne blind auf sie zu reagieren, können wir Wut zu unserem Vorteil nutzen und sie vergeht ebenso schnell wie sie gekommen ist. Ohne, dass uns etwas Schlimmes passiert, woran mein Nervensystem bis heute zweifelt. Auch ein klares »Nein« kann Wunder bewirken, um aufkeimende Wut zu besänftigen, ebenso wie die Fähigkeit, gut für uns und unsere Bedürfnisse zu sorgen.

Ich habe aus dem Vorfall im Krankenhaus gelernt, dass nichts Schlimmes passiert, wenn ich wütend werde. Nachdem meine Wut verflogen war, und ich zum Abreagieren ein paar Mal mit einem Handtuch auf mein Bett eingeschlagen hatte, wurde mir klar, dass ich mich ungerecht behandelt gefühlt hatte, weil der Fehler gar nicht bei mir gelegen hatte. Kurz darauf brachte man mir das Attest.

Wenn ich heute wütend werde, bin ich nicht mehr automatisch auf 180, weil ich verstanden habe, dass Wut eine ganz normale körperliche Reaktion ist. Sie ist für mich zu einem Zeichen dafür geworden, dass ich meine Grenzen wahrnehmen und verteidigen darf, ohne Angst vor den Folgen haben zu müssen.

Ständige Alarmbereitschaft

[Sicherheit]

Während meiner Schulzeit gehörte in der fünften und sechsten Klasse eine Aufenthalt im Schullandheim fest zum Programm. Das Heim, das es heute noch gibt, befindet sich inmitten der Natur an einem malerischen Ort im Hunsrück.

Leider ist von diesem Idyll in meiner Erinnerung wenig übrig, denn die Übernachtung fand in Mehrbettzimmern statt, die keinerlei Privatsphäre boten, was schrecklich für mich war, da mein Nervensystem in einem Zustand ständiger Reizüberflutung kaum zur Ruhe fand, so dass ich vor dem Einschlafen immer lange wach lag. Auch die gemeinsamen Aktivitäten waren wenig förderlich, denn sie boten mehr Nervenkitzel als mir lieb war, ohne Option auf Verzicht.

Insbesondere die Nachtwanderungen entpuppten sich als pure Horror für mich, denn ich fürchtete mich vor der Dunkelheit und den Geräuschen im Wald, so dass ich gefangen in permanenter Alarmbereitschaft inständig hoffte, der Ausflug möge schnell zu Ende gehen.

Doch bei einer der Wanderungen war genau das Gegenteil der Fall. Wir kamen vom Weg ab, so dass wir bei einsetzender Dämmerung auf gut Glück in die Richtung laufen mussten, in der wir die Autos auf dem Wanderparkplatz vermuteten.

Plötzlich wurde die Stille im Wald von einem Knall durchbrochen. Schlagartig war es mucksmäußenstill, wir hielten alle die Luft an. Hatte da gerade jemand auf uns geschossen? Panik begann sich breit zu machen, denn inzwischen war es stockdunkel und wir irrten noch immer ziellos umher. Jetzt anscheinend im Gewährfeuer eines Jägers.

Ich war verzweifelt, starr vor Schreck und hatte große Angst, denn ich fühlte mich, wie als Kind, einer für mich bedrohlichen Situation hilflos und ohnmächtig ausgesetzt. Aus dem anfänglichen Nervenkitzel war mein ganz persönlicher Alptraum geworden.

Natürlich hatte der Ausflug ein gutes Ende. Sonst könnte ich diese Zeilen jetzt nicht schreiben, doch allein die Erinnerung an damals löst in mir Gefühle von Angst, Hilflosigkeit und großer körperlicher Anspannung aus. Ein Zeichen dafür, dass mein Körper mit diesem Zustand bestens vertraut ist. Kein Wunder, denn um Sicherheit, also genau das Gegenteil davon empfinden zu können, brauchen wir als Babys eine sichere Bindung als Basis für unsere weitere Entwicklung, die bei einem Bindungstrauma leider fehlt.

Sicherheit ist ein Gefühl

Denn Sicherheit lässt sich nicht über Denken herstellen, es handelt sich vielmehr, wie ich heute aus eigener Erfahrung weiß, um eine körperliche und psychische Erfahrung. Sie entsteht in uns selbst und nicht im Außen. Wenn wir großen Stress haben, entsteht zwar schnell der Eindruck, dass überall Gefahren lauern, innen wie außen, aber die Angst, die wir dabei fühlen, entsteht durch die Übererregung unseres Nervensystems, in der Regel nicht durch eine tatsächlich lauernde Gefahr in unserer Umgebung.

Stress hat deshalb weitreichende Konsequenzen für unsere Wahrnehmung von Sicherheit, denn durch ihn werden unsere autonomen Überlebensreaktionen (Kampf, Flucht, Totstellen) aktiviert, die gleichzeitig zur Deaktivierung des ventralen Vagusnervs führen, der ein wichtiger Teil unseres autonomen Nervensystems ist und gemäß der Polyvagal-Theorie von Steven Porges unserem »sozialen Nervensystem« entspricht. Es sorgt über unser Gesicht, also Augenkontakt, Stimme und Gesichtsausdruck dafür, dass wir in der Lage sind eine Verbindung zu anderen Menschen aufzunehmen, sprich Co-Regulation zu erleben, eine Erfahrung, die gerade für Babys essenziell ist, da sie darüber ein Gefühl für sich und damit auch Sicherheit entwickeln.

Mir hat es lange an einem guten Sicherheitsgefühl gemangelt. Sorgen, Angst und Panik gaben sich die Klinke in die Hand in meinem Leben. Was hätte ich in dieser Zeit gegeben, um mich endlich sicher in meinem Körper und damit mir selbst zu fühlen und der ständigen Alarmbereitschaft endlich ein Ende setzen zu können. Denn leider sind wir ohne ein Gefühl von Sicherheit auch nicht in der Lage, echte Neugier zu entwickeln und unsere sozialen Kontakte zu genießen.

Kaum verwunderlich aus heutiger Sicht, dass ich viele Jahre meines Lebens zurückgezogen in mein selbst errichtetes Schneckenhaus zugebracht habe, Veränderungen meidend und ständig auf der Flucht vor mir selbst. Ich hatte keine Ahnung, dass es mein dysreguliertes Nervensystem und der hohe Stresslevel sind, aus dem ich allein nicht herauskam, die mich daran hinderten, raus in die Welt und in Kontakt zu anderen zu gehen.

Um diesen Zustand zu durchbrechen und mehr gefühlte Sicherheit zu entwickeln, musste ich in meiner Therapie im ersten Schritt (nach)lernen, wie sich eine sichere Bindung körperlich und psychisch anfühlt. Ich musste auch wiederholt in kleinen Häppchen die Erfahrung machen, dass Körperempfindungen nicht meine Feinde sind, sondern mir helfen, mich selbst zu spüren und dadurch auch meine Gefühle besser wahrzunehmen. Was wiederum eine wichtige Voraussetzung dafür war, um zu verinnerlichen, dass ich heute erwachsen bin und die Kontrolle über mein Leben habe, sprich über Selbstwirksamkeit verfüge.

Fühle ich mich heute immer sicher? Nein, denn mein Nervensystem bleibt aufgrund meiner frühen Erfahrungen empfindlich wenn es um die Wahrnehmung möglicher Gefahren geht, wie ein überaktiver Rauchmelder, der schon anspringt, wenn drei Häuser weiter das Essen auf dem Herde verbrennt. Aber ich lebe heute nicht mehr in ständiger Alarmbereitschaft, weil ich gelernt habe, bei mir zu sein und mich sicher zu fühlen.

Was mir im Umgang mit Sicherheit hilft:

- Bewusst machen, dass es keine 100% Sicherheit gibt (Fakt)
- Erhöhtes Sicherheitsbedürfnis im Alltag berücksichtigen
- Situationen und Ort vermeiden, die sich nicht sicher anfühlen
- Zuhause auf Sicherheitsvorkehrungen achten
- Inspektionen, Wartungen und Vorsorgetermine ernst nehmen
- Etwas Geld auf der hohen Kante haben (Notfälle)
- Im Hier und Jetzt orientieren (Gegenwartsbezug herstellen)
- Mein Bauchgefühl ernst nehmen und darauf vertrauen
- Verbundenheit spüren mit mir selbst und anderen Menschen
- Im Moment leben, weil dort mein Leben stattfindet

Ein Loch im Bauch

[Einsamkeit]

Alleinsein und Einsamkeit sind zwei Paar Schuhe. Auch wenn beides häufig miteinander verwechselt oder gleichgesetzt wird. Alleinsein ist für mich eine Ressource, die ich nach einem Tag voller Aktivitäten oder Austausch mit anderen brauche, um meine Kraftreserven aufzufüllen und meine permanent angespannten Nerven zu regenerieren. Ähnlich wie bei einem Smartphone, dessen Akku man in regelmäßigen Abständen laden muss, damit es über genug Energie verfügt, um seinen Dienst zu tun und voll einsatzfähig zu sein.

Auch mein traumatisiertes Nervensystem braucht diese Aufladezeiten in Form von Alleinsein. Da es von Kindesbeinen an darauf trainiert ist meine Umgebung ständig auf Gefahren abzusuchen, also in einem dauerhaften Zustand erhöhter Wachsamkeit festzustecken, die als Hypervigilanz bezeichnet wird, in dem auch Gefühle oder Erinnerungen zu Triggern und damit zur »Gefahr« werden können, ist Alleinsein für mich ein Weg, um zumindest einen Teil dieser ständigen Alarmbereitschaft herunterzufahren, um Platz zu machen für Gefühle wie Ruhe und Sicherheit.

Leider kann genau dieses Alleinsein zum Trigger für Einsamkeit werden. Was ich während eines Urlaubs feststellen musste. Während der Anreise hatte ich starke Schmerzen, die mir zwar inzwischen bestens vertraut sind, aber mein ganzes System jedes Mal stressbedingt aufs Neue in einen Ausnahmezustand versetzen. Schmerzen und Traumasymptome verstärken sich bei mir nämlich wechselseitig, was sie zu meinem persönlichen Dream-Team macht.

Ich spürte, wie ich anfing, allein in der Ferienwohnung, weg aus meinem gewohnten Umfeld, pausenlos mit Aufgaben an meinem Notebook beschäftigt, mich mehr und mehr von der Welt getrennt zu fühlen. Und nahm wahr, wie ich, geschwächt durch Stress, Schmerzen und anschließende Migräne, innerlich schrumpfte und immer stärker in alte Gefühle aus Ohnmacht und Hilflosigkeit rutschte. Beide sind für mich mit Einsamkeit verbunden, ein Gefühl, das ich lange nicht zu fühlen wagte. Aus gutem Grund, denn es ist extrem schmerzhaft.

So unangenehm, dass ich es als körperlichen Schmerz beschreiben würde, der sich wie ein Loch in meinem Bauch anfühlt, das nicht zu füllen ist. Ein Loch, das ich immer über große Mengen an Essen zu stopfen versucht hatte, auch wenn das nicht wirklich half. Immerhin brachte mir diese Strategie Entlastung von meinem emotionalen Leid, das durch die Einsamkeit ausgelöst wurde. Und ich konnte für den Moment durchatmen.

Doch früher oder später war sie immer wieder da, die Einsamkeit, getriggert durch eine Situation im Außen, manchmal aber auch durch einen flüchtigen Gedanken. Sie überrollte mich dann mit einer Wucht, mit der ich erst umgehen lernen musste. Inzwischen kann ich das Gefühl einem inneren Anteil von mir zuordnen, der sich in meiner Kindheit zusammengerollt in einem hölzernen Verschlag auf dem Dachboden versteckte und unentwegt darauf hoffte, dass jemand kommen und ihn retten würde. Sein Motto: Zähne zusammenbeißen!

Ich rette mich jetzt (vor mir selbst)

Ich hätte nie gedacht, dass ich selbst eines Tages diesen einsamen, kindlichen Teil aus seiner Not befreien würde. Denn wie zu befürchten, erschien der erträumte Retter nie. Lange hielt ich trotzdem vergeblich an dieser Idee fest, nicht ahnend, dass diese Hoffnung aus einem Alter stammt, wo es nur diesen einen Lösungsansatz geben konnte. Diese Vorstellung hat mir als Kind damals sehr geholfen, meine Situation auszuhalten, auch wenn sie heute einen erwachsenen Umgang mit dem Gefühl der Einsamkeit behindert.

Heute ist es meine Aufgabe als Erwachsene, gut für den einsamen Teil in mir zu sorgen, um dadurch Platz zu schaffen für altersgemäße Strategien gegen Einsamkeit. Denn auch wenn der Traum von einem Retter immer mal wieder wie eine altersschwache Glühbirne in mir aufflackert, weil er nun mal lange zu meinen Überlebensstrategien gehört hat, weiß ich inzwischen, dass gegen das Loch im Bauch weder Essen noch Wunschdenken helfen sondern nur mein Mut die alte Einsamkeit von früher zu spüren und die neue gewonnene Verbundenheit in der Gegenwart zu genießen.

Was mir im Umgang mit Einsamkeit hilft:

- Kindlichen Anteilen mitfühlend und verständnisvoll begegnen
- Einsamkeit und Alleinsein bewusst voneinander trennen
- Gefühl akzeptieren, ohne sich davon vereinnahmen zu lassen
- Selbstfürsorge praktizieren (Tee, Wärme, Essen, Schaukelstuhl)
- Mir klar machen, dass ich mit dem Gefühl nicht allein bin
- Mit jemand sprechen oder ein beruhigendes Video anschauen
- Gezielt einen Moment Verbundenheit spüren (braucht Übung!)
- Berührung (Ohren massieren, Hand aufs Herz, selbst umarmen)
- Einkaufen gehen und Menschen begegnen

5. Therapie & Co.

Falsches Etikett

[Diagnosen]

Lange bevor ich wusste, was wirklich nicht mit mir stimmt, suchte ich Hilfe bei einer psychologischen Beratungsstelle. Das muss während meiner Zeit in der Oberstufe am Gymnasium gewesen sein, denn ich kann mich noch gut an die nervige Parkplatzsuche vor den Terminen erinnern, ein Indiz dafür, dass ich volljährig und im Besitz eines Führerscheins war. Die Psychologin war sehr nett und empathisch und ich hatte das erste Mal ein Gegenüber, dem ich von den Dingen berichten konnte, die mir auf der Seele lagen.

Wenige Jahre später, in denen es mir nur unwesentlich besser ging, absolvierte ich meine erste tiefenpsychologisch fundierte Gesprächstherapie bei einer psychologischen Psychotherapeutin. Um die geplanten Therapiestunden über die gesetzliche Krankenkasse abrechnen zu können, brauchte es nun eine Diagnose, um das in Worte zu fassen, was mit mir nicht stimmt. Und ich erhielt das Etikett »depressiv«, was mir seitdem wie ein Defekt anhaftet.

Irgendwie passte es auch gut, denn meine Welt bestand damals aus schwarzer Kleidung und Theaterbesuchen. Da wir ein Pferd hatten, befasste ich mich in meiner Freizeit hauptsächlich mit Reiten und verbrachte den Sommer mit Reiterferien. Was mich von Gleichaltrigen unterschied, die mit ihren Familien zum Strandurlaub in den Süden reisten. Sozial betrachtet war ich schüchtern, introvertiert und schnell peinlich berührt, was regelmäßige Attacken des Fremdschämens mit sich brachte, gerade wenn es um Kontakte ging.

Die hatte ich zwar zu Beginn meines Studiums, aber als während dieser Zeit meine Schwester mit ihrem Mann in die USA auswanderte und meine Oma starb, kam ich psychisch wieder an meine Grenzen. Ich suchte ein weiteres Mal therapeutische Hilfe und geriet an eine kühl wirkende Psychoanalytikerin mit Katze, die gleich zu Beginn der Behandlung wenig Empathie zeigte, kurz darauf während einer Sitzung einschlief und sich nicht einmal dafür entschuldigte. Als ich ein Stipendium für einen Auslandsstudienplatz erhielt, brach ich die Analyse vorzeitig ab.

Wenn den Therapien der Erfolg fehlt

Gegen Ende meines Studiums begann ich erneut eine Psychotherapie, diesmal in der Hoffnung, dass eine Gesprächstherapie den Schlüssel zur Lösung meiner psychischen Probleme bereithalten würde. Auch mit Hilfe angeleiteter Tagträume, die als Mittel der Wahl meinem Unterbewusstsein bei der Verarbeitung von Konflikten auf die Sprünge helfen sollten, die seit meiner Kindheit in mir schlummerten. Mit kurzen Unterbrechungen hielt ich dieses Experiment knapp 10 Jahre durch, naiv darauf vertrauend, dass ich das Richtige allein deshalb tat, weil ich regelmäßig zur Therapie ging.

Dass meine Therapeutin weder meine depressive Neigung noch meine Selbstwertprobleme nachhaltig hatte reduzieren können, hinterfragte ich erst Jahre später. Denn mit meinem jobbedingten Umzug nach Bonn endete unsere Zusammenarbeit, ich wollte ohne Therapie klarkommen.

Was mehr oder weniger gut funktionierte. Denn nach vier Jahrzehnten schien mein Körper langsam genug von mir zu haben, so dass er anfing, sich zu Wort zu melden. Zunächst über unerklärliche Drehschwindelanfälle, die nicht das einzige Symptom bleiben sollten. Aber obwohl das Thema »Trauma« in Form von Büchern und Videos bereits in meinem Leben angekommen war, lief alles weiter unter dem Etikett »Depression«.

Dann folgte ein Jahr nach einer Reha meine erste Panikattacke. Genau zu der Zeit, in der ich mit einer körperorientierten Traumatherapie beginnen wollte. Reiner Zufall? Die erste Sitzung musste per Skype stattfinden, weil ich erst Mut sammeln musste, um mich nach der Panikattacke auf der Autobahn wieder hinters Steuer zu setzen, um zurück nach Bonn zu fahren.

Ein Jahr später versagten meine Bewältigungsmechanismen endgültig: Ausgelöst durch eine Verdachtsdiagnose meiner Frauenärztin, die sich zwar nicht bestätigte, entwickelte ich die Angst, sterben zu müssen. Ein Trigger, der alles, was ich vier Jahrzehnte lang verdrängt und abgespalten hatte, mit voller Wucht an die Oberfläche katapultierte. Ich brach zusammen und verbrachte sechs Wochen im Krankenhaus.

Neue Diagnosen, alte Probleme

Auch dort wurde ich wieder mit Krankheitsdiagnosen versehen, die eindeutig am Kern der Sache vorbeigingen. Ich kam mir vor wie ein seltenes Tier, das in kein Schema passt, und dem jeder mit ich zu tun hatte, ein anderes Etikett aufdrückt, obwohl mir selbst längst klar war, was zu dieser Krise geführt hatte.

Denn ich spürte zu diesem Zeitpunkt, dass mein Zustand die Folge der traumatischen Erfahrungen aus meiner Kindheit war, aber das interessierte niemanden. Glücklicherweise wusste ich selbst genug, um die sichere Umgebung des Krankenhauses nutzen zu können, um nach und nach aus Erschöpfung, Angst und Schlaflosigkeit herauszufinden. Eine harte Zeit, die wieder Spuren in meinem Nervensystem hinterlassen hat. Selbst wenn ich heute verstehe, dass eine Akutstation eben keine Traumastation ist.

Der erste Experte, der tatsächlich meine Schilderungen und meine Selbstdiagnose ernst nahm, war mein heutiger Psychiater, bei dem ich dank einer Fügung des Schicksals im Anschluss an den Aufenthalt im

Krankenhaus unterkam. Er stellte sofort die Diagnose »Kindheits-trauma«, die es laut ICD-10 aber nicht gibt, sodass auch er mir eine Reihe »falscher Etiketten« verpassen musste, die aus meiner Sicht der Komplexität eines Bindungstraumas einfach nicht gerecht werden. Aber es ist wie es ist.

Das musste ich auch in der Rehamaßnahme erfahren, die ich im Anschluss an die Krise absolvierte. Wer hätte auch gedacht, dass der Abschlussbericht wieder neue Etiketten, sprich ICD-10-Diagnosen enthalten würde, die meinen Gesundheitszustand angeblich akkurat beschrieben. Was oder wem sollte ich noch glauben?

Leider kann man lange darauf warten die passende Hilfe zu bekommen, wenn man wie ich ein Leben lang »falsche Etiketten« verpasst bekommen hat. Bei mir hat jedenfalls eine Kombination aus ungeeigneten Therapien, zweitrangigen Diagnosen und mangelndem Wissen über Traumafolgen dazu beigetragen, dass ich erst mit weit über 40 anfangen konnte, mein Bindungstrauma aufzuarbeiten und damit leben zu lernen.

Was mir im Umgang mit Diagnosen hilft:

- Logik und Notwendigkeit dahinter verstehen und akzeptieren
- Diagnosen als reines Hilfsmittel zur Beschreibung sehen
- Keine falsche Hoffnung an die Stellung einer Diagnose knüpfen
- Nicht zu stark mit den eigenen Diagnosen identifizieren
- Offen für Wegfall oder Veränderung von Diagnosen bleiben
- Diagnosen als Mittel zum Zweck sehen (Grad der Behinderung)
- Individuellen Weg zur Besserung und Heilung suchen

Zum Verrücktwerden

[Psychiatrie]

Hätte mir vor ein paar Jahren jemand gesagt, dass ich eines Tages fünf Wochen in einem psychiatrischen Krankenhaus, sprich einer Psychiatrie, verbringen würde, hätte ich das nicht für möglich gehalten. Ich doch nicht. Immerhin hatte ich Jahre intensiver Gesprächstherapie hinter mir, kannte meine eigene Familiengeschichte in- und auswendig und war auch sonst krisenerprobt, wenn es um Jobverlust, Depressionen oder Ähnliches geht.

Was soll da schief gehen? So einiges, wie ich am eigenen Leib schmerzlich erfahren musste. Denn trotz aller Vorerfahrungen erkannte ich wochenlang nicht, warum es mir schlecht geht, versuchte verzweifelt, eine körperliche Ursache für meine Symptome zu finden, fand trotz fieberhafter Suche keine Lösung. Diffuse Ängste wechselten sich ab mit mysteriösen Empfindungsstörungen in sämtlichen Körperbereichen, mein ganzes System war ständig in Alarmbereitschaft. Innerlich war ich kurz vor dem Zerspringen, als ich eines Morgens entschied, mich ins Krankenhaus einweisen zu lassen.

So hatte ich mir das nicht vorgestellt

In dem Moment fielt eine große Last von mir ab, endlich würde ich Hilfe bekommen. Gleichzeitig war meine neue Umgebung stark gewöhnungsbedürftig. Dank einer seit Jahren vorhandenen Zusatzversicherung konnte ich zwar ein Einzelzimmer beziehen, sollte aber die gekachelte Nasszelle, sprich das Bad, das man nicht abschließen konnte, mit einer mir unbekannten Zimmernachbarin teilen. Innerlich sank ich zusammen und überlegte fieberhaft, wie ich das aushalten soll, denn ich tat mich mit der Vorstellung schwer, dass mich jederzeit jemand unter der Dusche oder auf der Toilette überraschen könnte. Was aber erst der Anfang einer Reihe stark gewöhnungsbedürftiger Dinge war, wie ich rückblickend erkennen sollte.

Als nächstes musste ich meine mitgebrachten Medikamente bei der Stationsschwester abgeben, durfte diese ab sofort nur noch in Anwesenheit des Personals vor Ort zu den vorher festgelegten Zeiten einnehmen. Für das Vergessen dieser Zeitfenster oder das zu spät kommen gab es einen Rüffel.

Auch die Organisation der restlichen Rahmenbedingungen meines Aufenthalts gestaltete sich schwieriger als gedacht. Ich musste darum kämpfen, vegetarisches Essen zu erhalten und Kurse besuchen zu können, obwohl ich völlig erschöpft und ausgelaugt endlich zur Ruhe kommen wollte. So hatte ich mir das mit dem Hilfe bekommen nicht vorgestellt. Wenig verwunderlich, dass ich mich anfangs nur schwer in den strengen Krankenhausalltag einfinden konnte, der von individuellen Behandlungsplänen und festen Essenzeiten bestimmt war.

Am schlimmsten war die nächtliche Zimmerkontrolle. Das wollte ich auf keinen Fall, denn mein Zimmer war immer mein sicherer Rückzugsort gewesen. Sollte ich jetzt etwa die ganze Nacht in Hab-Acht-Stellung wachliegen? Nur um mitzubekommen, dass jemand überprüft, dass ich mir nichts angetan habe?

Aber mir blieb keine andere Wahl und ich ließ die Nachtwache über mich ergehen, auch wenn ich mich in meinem weißen, kargen Krankenhausbett schutzlos und ausgeliefert fühlte und ich die Tür gerne von innen abgeschlossen hätte, was in einer Psychiatrie aus guten Gründen natürlich nicht geht.

Einmal drückte ich nachts nichts ahnend und nativ den Rufknopf für die Nachtschwester, um nach einer Schmerztablette für meine starken Bauchschmerzen zu fragen, nur um am nächsten Tag freundlich darüber aufgeklärt zu werden, dass der Knopf für echte Notfälle vorgesehen ist und das Bedarfsmedikation stets zu Fuß bei den Schwestern abzuholen ist.

Zum Glück durfte ich die Station jederzeit für einen Spaziergang auf dem Krankenhausgelände verlassen. Anfangs beschränkte sich der Radius meiner Ausflüge allerdings auf die Wege rund um das Hauptgebäude, alles andere fühlte sich nicht sicher an. Ich kam mir vor wie ein überdrehter Hamster im Laufrad, der in seiner Not die gleiche Runde wieder und wieder dreht, weil er nicht begreift, dass es noch andere Wege gibt, die er nehmen könnte.

Langsam ging es bergauf

Es sollten mehrere Wochen vergehen, bis ich das erste Mal das Gelände wieder verließ. Offiziell war das zwar verboten, es wurde aber toleriert. Zunächst musste ich mich regelrecht überwinden, denn meine diffusen Ängste waren immer noch so stark, dass ich selbst bei etwas Alltäglichem wie einem Einkauf bei Rewe ständig das Gefühl hatte, gleich umzukippen oder die Kontrolle zu verlieren.

Die Wende brachte schließlich ein Aha-Erlebnis: Ich realisierte, dass ich, indem ich die Muskeln in Armen und Beinen anspannte und wieder entspannte, mich danach wesentlich entspannter fühlte. Ein einfaches Prinzip aus der Progressiven Muskelentspannung, das wahre Wunder bewirkte. Endlich hatte ich das Gefühl, wieder etwas Kontrolle zu haben, was mich zu längeren Spaziergängen und Ausflügen motivierte. Auch wenn ich froh war, weiter in meiner geschützten Blase, sprich dem Krankenhaus, zu sein.

Das Etappenziel vor Augen

Inzwischen hatte ich mich weitestgehend mit den Vorschriften und Routinen des Krankenhauses angefreundet und spürte, dass ich wieder auf dem Weg zur Normalität war. Dass diese Regeln ein wichtiger Teil einer Akutbehandlung sind, begriff ich erst Monate später. Dank Ergotherapie, wo ich wieder Zugang zu Kreativität und

Selbstwirksamkeit fand, einem wöchentlichen Kurs zur Körperwahrnehmung, in dem ich lernte, meiner Wahrnehmung wieder zu vertrauen, aber auch durch Nordic Walking und Psychotherapie stabilisierte ich mich so weit, dass ich nach fünf Wochen entlassen werden konnte. Um meine ambulante Traumatherapie fortzusetzen.

Was mir in dieser Krise rückblickend am meisten geholfen hat, sind Menschen und Zeit. Denn im Krankenhaus war ich nicht allein, konnte mein Gefühl der Getriebenheit abbauen, neue (auch schwierige) Erfahrungen machen und mich am Ende wieder mit meinem Körper versöhnen. Was anfangs alles neu und zum Verrücktwerden war, endete mit einem prall gefüllten Rucksack neuer Einsichten und Erkenntnisse, die mir gezeigt haben, dass eine Psychiatrie eben auch nur ein normales Krankenhaus ist.

Pille einwerfen und gut?

[Medikamente]

Vor einigen Jahren riet mir mein Psychiater, ein Medikament gegen meine Depressionen zu nehmen. Er war überzeugt, dass es helfen würde. Monatelang hatte ich mich dagegen gesträubt, auch während der stationären Akutbehandlung hatte ich mich dagegen entschieden. Obwohl ich bereits zweimal zuvor die Erfahrung gemacht hatte, dass Antidepressiva mir helfen.

Aber diesmal war ich an einem Punkt in meinem Leben angelangt, wo ich endlich anfing, meinen Körper zu spüren. Nicht, dass das einfach gewesen wäre. Gefühlt ging ich durch die Hölle, denn jedes kleine Zucken, Ziehen, Stechen, Ziepen, Jucken oder Brennen erschien in meiner Wahrnehmung tausendfach vergrößert, so dass ich ständig verunsichert war durch die ganzen Empfindungen, die so neu für mich waren, so dass sie mir Angst machten: Angst vielleicht krank zu sein, Angst jeden Moment in Ohnmacht zu fallen, Angst meine Wohnung zu verlassen, Angst unwissentlich vielleicht schon meinem eigenen Ableben nahe zu sein.

So voller Angst sollte ich jetzt ein Medikament einnehmen, dessen Liste an potenziellen Nebenwirkungen länger ist als meine Diplomarbeit? Ernsthaft? Allein beim Überfliegen des Beipackzettels wurde mir übel, fürchte ich doch nichts mehr als den Verlust meiner gerade erst hart erkämpften Körperwahrnehmungen. Außerdem hatte ich, wissbegierig, aber misstrauisch zugleich, intensiv recherchiert und herausgefunden, dass die Wirkung von Antidepressiva gar nicht so gut belegt ist, wie ich immer angenommen hatte, ganz zu schweigen vom Risiko längerfristig abhängig zu werden oder wochenlange nach einem passenden Wirkstoff fahnden zu müssen.

Vermutlich war es also pure Verzweiflung gepaart mit dem Wunsch nach einer einfachen Lösung, kombiniert mit der eindringlichen Empfehlung meines Psychiaters, mit dem ich es mir nicht verscherzen wollte, die mich zur Pille greifen ließ. Denn innerlich war ich auf das Schlimmste gefasst, obwohl ich aufgrund meiner Vorahnung, sensibel auf das Mittel zu reagieren, eine reduzierte Einstiegsdosis nahm.

Drei Tage vergingen ohne nennenswerte Nebenwirkungen. Ich hielt die Luft an. Sollte es tatsächlich funktionieren? Doch dann ging es rapide bergab: Neben Kopfschmerzen und Magen-Darm-Problemen wurde auch mein Schlaf von Tag zu Tag schlechter, ich fühlte mich krank, hatte leichtes Fieber und eine gesteigerte innere Unruhe. Tapfer versuchte ich durchzuhalten. Doch die Zahl der Nebenwirkungen stieg weiter.

Als die Schlafstörungen, die ich von meiner gerade bewältigen Krise nur zu gut kannte, massiv wurden, entschied ich in Rücksprache mit der Praxis, die Tabletten abzusetzen. Um endlich wieder zur Ruhe zu kommen, griff ich zu einer Notfalltablette, die ich noch aus dem Krankenhaus hatte, und schlief. Am nächsten Tag fing ich an, mich wieder auf die neu entstandene Freundschaft zu meinem Körper zu fokussieren, um weiter zu lernen, wie ich ihm und damit mir selbst mehr Vertrauen schenken und dadurch heilen kann.

Was mir im Umgang mit Medikamenten hilft:

- Packungsbeilage lesen und Wechselwirkungscheck machen
- Sensibilität meines Körpers berücksichtigen (Dosierung)
- Erläuterung von Nebenwirkungen und wie man sie erkennt (Arzt)
- Verständnis gegenüber meiner Skepsis und meinen Ängsten
- Wissen über Hintergründe von Medikamenten (Sicherheit)
- Natürliche Behandlungsmittel grundsätzlich vorziehen

[Arztbesuche]

Mal ehrlich, wer geht schon gerne zum Arzt? Wohl die wenigsten. Aber für Menschen mit einem Trauma im Gepäck können Arztbesuche gleich in mehrfacher Hinsicht herausfordernd sein: Untersuchungen werden zu Triggern, grobe Behandlungen führen zu neuen traumatischen Erfahrungen, das Herunterspielen von Ängsten und Befürchtungen schürt alte Schuld- und Schamgefühle und häufig werden Hinweise auf die eigene psychische Vorgeschichte großzügig ignoriert oder unzureichend berücksichtigt.

Das ist sicher keine Absicht, sondern passiert aus Unwissen heraus, aber es ist traurig, dass gerade in einem hoch professionalisierten Bereich wie der Medizin immer noch wenig Knowhow im Umgang mit Traumapatienten vorhanden ist. Denn oft reichen einige wenige Rahmenbedingungen, um Betroffenen Arztbesuche zu erleichtern. Zum Beispiel die frühzeitige Aufklärung über geplante Behandlungsschritte, die mit einem Eingriff in die Privatsphäre des Patienten einhergehen, das vorherige Einholen des mündlichen Einverständnis für eben diese Eingriffe, oder das Einräumen von Optionen bei der Wahl eines Behandlungsplans. Auch Einfühlungsvermögen und Ruhe helfen aus meiner Erfahrung enorm.

Ich erinnere mich noch genau an meine dritte ambulante OP, bei der ich schreiend und weinend aus der Narkose aufwachte, weil ich kurz vor dem Eingriff, als ich schon unter großem Stress wegen des bevorstehenden Eingriffs stand, nur mit einem OP-Hemd bekleidet und halbnackt auf der Transportliege im Flur mit dem Operateur einen Fehler bei meiner Arbeitsunfähigkeitsbescheinigung klären musste. Solche Aktionen mag mein mit traumatischen Erfahrungen belastetes Nervensystem gar nicht. Denn sie wirken über das Unterbewusstsein weiter, was in diesem Fall dazu führte, dass ich später

Flashbacks an die Maske bei der Narkoseeinleitung bekam, ohne im ersten Moment zu wissen woher diese plötzlich auftretenden Erinnerungen stammen, was sehr beängstigend und belastend war.

Solche und ähnliche Erfahrungen haben über Jahrzehnte hinweg mein Vertrauen und meine Gelassenheit im Hinblick auf Arztbesuche immer weiter schwinden lassen. Gerade weil ich durch meine traumatischen Erfahrungen, meine Tendenz zur schnellen Reizüberflutung und meine ausgeprägte Empfänglichkeit für zwischenmenschliche Schwingungen unter großen Stress gerate, wenn ich eine äußere Situation als überfordernd oder unsicher empfinde. Was eine Folge meiner mangelnden Erfahrung von Sicherheit und Beruhigung als Kind ist, sprich eine Auswirkung meines Bindungstraumas.

Leider wird mein Wunsch nach einer ruhigen und sicheren Atmosphäre bei Arztterminen selten erfüllt. Ich spüre dann häufig schon, bevor ich überhaupt dran bin, wie stressig es in der Praxis gerade zugeht. Eine Wahrnehmung, die einen jungen ängstlichen Teil in mir in Angst und Panik versetzt, weil er sich in dieser Umgebung nicht sicher fühlt, so dass ich spüre, wie ich innerlich schrumpfe, also wieder zum Kind werde, anstatt die erwachsene Frau zu bleiben, die ich inzwischen bin, und manchmal sogar in eine Dissoziation rutsche.

Selbst bei Ärzten, die ich sehr schätze, kommt das vor. Ich vermute deshalb, dass meine Reaktion auf einer Kombination von Faktoren beruht, zu denen neben meinen bisher gemachten Erfahrungen mit Ärzten auch mein Allgemeinzustand zählt, sowie mein aktueller Stresslevel, der stark davon beeinflusst wird, ob ich gerade über ausreichende Kapazitäten zur Selbstregulation verfüge. Aber auch die Rahmenbedingungen vor Ort, wie Lärm, Gerüche oder Ähnliches, können eine entscheidende Rolle spielen.

Gute Erfahrungen habe ich, was das angeht, bei meiner Zahnärztin gemacht, die auf Angstpatienten spezialisiert ist. Dort läuft im Wartezimmer immer eine beruhigende Musik, auf dem Bildschirm vor der Behandlungsliege sind Tierbilder zu sehen und auf meinen Wunsch hin hat sie mit mir ein Vorgespräch geführt, bei dem ich mich mit meinen Sorgen ernst genommen fühlte, was meinen Angst- und Stresspegel vor der geplanten Behandlung senkte. Denn obwohl das Lachgas, was ich mir gewünscht hatte, nicht mehr zum Einsatz kam, weil der Eingriff sehr kurz war, fühle ich mich in der Praxis inzwischen sehr gut aufgehoben und mit meinen individuellen und manchmal eben auch speziellen Bedürfnissen ernst genommen.

Was ich von meinem Besuch in einer Spezialsprechstunde für Endometriose nicht behaupten kann. Dort ging ich mit blauen Flecken auf meinem Unterbauch und der Aussage nach Hause, dass eine Tastuntersuchung aufgrund meines Übergewichts nicht möglich sei. Auf dem Heimweg fühlte ich mich, als wäre ich bei einer Fleischbeschau in einer Metzgerei und nicht in einem Krankenhaus gewesen, was mich heute noch traurig und wütend zugleich macht. Ich fühlte mich zutiefst beschämt, denn das Übergewicht habe ich ja nicht angehäuft, weil ich es schön finde, sondern in Folge meines Dauerstresses.

An zweiter Stelle kommt im Hinblick auf negative Erfahrungen eine ehemalige Frauenärztin, die mich allen Ernstes während der Untersuchung auf dem gynäkologischen Stuhl ansah und meinte, ich hätte ein wirklich hübsches Gesicht, wenn da jetzt nicht mein Übergewicht wäre, dann sähe ich ganz passabel aus. Und solche Menschen machen dann eine Zusatzqualifikation für Psychotherapie, weil sie meinen, dass Sie besonders gut mit Patientinnen umgehen zu können.

Aber es gibt auch Positivbeispiele wie das meines Schmerztherapeuten. Aufgrund der Komplexität bei chronischen Schmerzen und des multimodalen Behandlungsansatzes hatte er von Anfang an viel

Zeit für unsere Gespräche, was aber nicht allein entscheidend ist. Entscheidend ist vielmehr, dass er gut zuhören kann und sehr empathisch ist, keine strikten Vorgaben macht, mir immer Optionen aufzeigt und bietet und vor allem mich nicht bezüglich meiner Entscheidungen unter Druck setzt. Außerdem würdigt er stets meine Bemühungen um Besserung, statt den Fokus auf die leider immer noch vorhandenen Schmerzen zu lenken und mein Trauma als nebensächliches Problem abzutun. Also 10 von 10 Sternen auf meiner persönlichen Bewertungsskala.

In der von mir geleiteten Selbsthilfegruppe waren inzwischen zweimal Medizinstudenten zu Gast, die sich freuten, mehr über das Thema »Bindungstrauma« und die Hintergründe zu erfahren. Eine gute Möglichkeit, wie ich finde, um künftige Ärzte und Ärztinnen für das Thema zu sensibilisieren und sie darauf aufmerksam zu machen.

Ich würde mir daher wünschen, dass alle im medizinischen Bereich tätigen Menschen zumindest eine Basisfortbildung zum Umgang mit traumatisierten Menschen erhalten. Denn meiner Erfahrung nach braucht es nur wenig Wissen, um aus einem Trauma in weiß wieder echte Hilfe in der Not zu machen.

Was mir im Umgang mit Arztbesuchen hilft:

- Genug Zeit für Anreise und Wege einplanen (Zeitpuffer)
- Notizen machen, damit nichts Wichtiges vergessen geht
- Im Wartezimmer: Orientierung im Raum, Atemübungen
- Trauma und Ängste offen ansprechen (Verständnis schaffen)
- Wissen über eigene Erkrankungen aneignen
- Bei wichtigen Entscheidungen um eine Bedenkzeit bitten
- Wenn möglich: Begleitung mitnehmen (Unterstützung)
- Wenn möglich: Ärzte selbst aussuchen (Kontrolle)

Hilfe für die kranke Seele

[Krisenhilfe]

Ich habe mich beim Kochen mal so unglücklich geschnitten, dass ich nicht wusste, ob die Fingerkuppe wieder angenäht werden muss. In Ermanglung eines Hausarztes suchte ich das nächstgelegene Krankenhauses auf. Zum Glück hatte es im ersten Moment schlimmer ausgesehen, als es tatsächlich war. Aber was, wenn es nicht der Finger ist, sondern die Seele, die krank ist? Wohin wendet man sich dann?

Gar nicht so einfach, wie ich erfahren musste, als ich in eine Krise geriet. Naiv wie ich war, dachte ich, meine Hausärztin wäre eine gute Anlaufstelle, schließlich verfügt sie laut ihrer Homepage über eine Weiterbildung zur psychosomatischen Grundversorgung. Und sehr empathisch ist sie auch. Was sich zeigte, als ich einmal völlig durch den Wind mit stark erhöhtem Blutdruck zu einem Termin erschien und sie sofort ein EKG machte. Ohne Befund, aber es half meine Angst und mein Nervensystem zu besänftigen.

Als ich in eine psychische Notlage geriet, weil sämtliche Bewältigungstrategien, die ich mir über Jahre zur Kompensation meiner traumatischen Erfahrungen angeeignet hatte, zu versagen begannen, war ich zunächst felsenfest davon überzeugt, mein Zustand sei körperlich verursacht. Ich setzte alles daran die Ursache zu finden und konsultierte mehrere Fachärzte auf eigene Rechnung, ließ mir teure Eiseninfusionen verpassen und entschied, auch eine ganze Latte ausgefallener Laborwerte bestimmen zu lassen. Ohne Ergebnis.

Es ging mir keinen Deut besser. Doch trotz meiner umfangreichen Vorerfahrung hinsichtlich Psyche, immerhin hatte ich zu diesem Zeitpunkt schon mehrere depressive Episoden hinter mich gebracht, verstand ich nicht, was los ist. Als es eines Tages besonders schlimm war, ich regelrecht am Verzweifeln war, rief ich panisch in der Krisen- und

Notfallaufnahme eines nahegelegenen Krankenhauses an, nur um von der diensthabenden Ärztin gesagt zu bekommen, ich solle meine Medikamente erhöhen. Ich fühlte mich im Stich gelassen und abgefertigt, denn wieder hatte jemand meine Not nicht erkannt.

Auch meine langjährige Hausärztin klang nach einer telefonischen Schilderung meiner vielfältigen körperlichen Symptome reichlich überfordert, die von Rückenschmerzen über Schlaflosigkeit bis hin zu Kribbeln auf der Kopfhaut und Konzentrationsmangel reichten, um nur ein paar davon zu nennen. Sie verwies mich an die stets geöffnete Notaufnahme des nächstgelegenen psychiatrischen Krankenhauses, da sie wohl vermutete, dass meine Psyche dahinterstecken musste und sie sich selbst außerstande sah, Hilfestellung zu leisten. Wofür sie sich später persönlich bei mir entschuldigte.

Kein Hilfe in Aussicht?

Was in diesem Moment aber meine Enttäuschung nicht verhinderte, denn ich fühlte mich mehr und mehr von allen Anlaufstellen im Stich gelassen, verzweifelt, ohne Plan. Was, wenn es noch schlimmer wird? Mittlerweile zog ich selbst die Einweisung und Aufnahme in eine psychosomatische Privatklinik in Betracht, begann getrieben von meiner inneren Not wie wild zu recherchieren, wusste aber, die Kosten würden immens sein. Und eine Aufnahme ohne Kostenklärung auch nicht von heute auf morgen möglich.

Inzwischen funktionierte ich mit letzter Kraft am Rande meiner Belastungsgrenze, versuchte aber weiter verzweifelt, endlich die dringend benötigte Hilfe zu bekommen. Mir war klar, dass ich allein nicht aus dieser Krise herauskommen würde. Doch einen Facharzt, sprich einen Psychiater, hatte ich zu dem Zeitpunkt nicht.

Erst viele zermürbende Telefonate später begriff ich, dass ein Sechser im Lotto tatsächlich wahrscheinlicher zu sein schien als ein zeitnaher Termin bei einem niedergelassenen Facharzt für Psychiatrie und Psychotherapie. Auch die bestehende Corona-Krise erschwerte mein Anliegen, da sich mit ihr die Zahl psychisch erkrankter Menschen stark erhöht hatte, die alle dringend Hilfe suchten. Aber drei oder vier Monate auf einen Arzttermin warten? In meinem Zustand? Unmöglich, um es vorsichtig auszudrücken.

Und dann war ich nervlich am Ende. Ich rief frühmorgens einen Freund an, bat ihn mich abzuholen und in die Notaufnahme des bereits erwähnten psychiatrischen Krankenhauses zu fahren. Auf der Fahrt dachte ich nur: »Durchhalten, die müssen dich dort behandeln. Es ist jetzt schlimm genug, um diesen Schritt zu gehen, du brauchst dringend Hilfe.«

Wenn die verkappte Krise zum akuten Notfall mutiert

Vor Ort angekommen, saß ich, bis der Dienstwechsel stattgefunden hatte, allein im menschenleeren Wartebereich des Aufnahmebereichs. Der junge Arzt, mit dem ich anschließend knapp eine Stunde sprach, war sehr sympathisch und verständnisvoll. Er fragte alle obligatorischen Punkte ab, ging auch auf meine Wünsche hinsichtlich der Behandlung ein, machte mir Angebote, versorgte mich mit Notfallmedikamenten. Doch stur, wie ich nun mal bin, entschied ich es noch einmal allein zu Hause zu versuchen, auch wenn ich mich auf die Warteliste für die Tagesklinik setzen ließ.

Das ging knapp eine Woche gut. Eine der Notfalltabletten half mir zwar, meine innere Anspannung zu reduzieren, führte aber gleichzeitig zu einer Steigerung meines Blutdrucks, was nicht hilfreich war, da ich ohnehin in einem Zustand permanenter nervlicher Überregung und höchster Alarmbereitschaft lebte. Die andere Tablette traute ich mich gar nicht erst zu nehmen, weil ich große Angst vor der mir (noch) unbekannten Wirkung sowie einer möglichen Abhängigkeit hatte. Meine mentale Verfassung glich stündlich mehr einer nicht endenden Achterbahnfahrt, bei der ich das Gefühl hatte, jeden Moment aus der Kurse zu fliegen.

Eines Morgens wachte ich auf und wusste: Es geht nicht mehr. Ich drehe durch. Ich brauche Hilfe, und zwar sofort. Was also tun? Aufgrund der angespannten Corona-Lage war die Hausarztpraxis telefonisch nicht erreichbar, also bat ich in meiner Not per E-Mail um eine Krankenhauseinweisung, rief eine Arbeitskollegin an und bat sie mich zur Praxis und anschließend ins Krankenhaus zu fahren.

Rette mich, wer kann!

Um meine Situation noch absurder zu machen, erhielt ich im Auto einen Anruf vom Terminservice der 116 117, dem Serviceportal der kassenärztlichen Bundesvereinigung, der mich darüber informierte, dass ich jetzt einen Termin bei einem örtlichen Psychiater in Aussicht hätte. Doch ich hatte die eingereichte Dringlichkeitsüberweisung gedanklich bereits vom übervollen Schirm verloren, schließlich war mir am Telefon mitgeteilt worden, es sei aussichtslos, überhaupt auf eine Vermittlung zu hoffen. Dankend lehnte ich ab, denn jetzt war ich ja gerade damit beschäftigt, mir auf andere Weise Hilfe zu beschaffen.

Diese Hilfe wollte mir der aufnehmende Arzt auch zukommen lassen, er erkannte meine große innere Not, doch es gab kein freies Bett für mich. Also musste ich eine weitere Nacht überbrücken, die ich bei einem Freund verbrachte. Am nächsten Morgen hieß es erneut warten. Warten auf den Bluttest, warten auf die Formulare, warten auf den Schnelltest, warten auf die Begleitung auf die Station.

Aber plötzlich ging es ganz schnell: Ich wurde auf mein Zimmer gebracht, und kaum angekommen, holte mich auch schon der Oberarzt zum Aufnahmegespräch und ich bekam endlich die Hilfe für meine kranke Seele, um die ich wochenlang gekämpft hatte.

Reden bis der Arzt kommt

[Gesprächstherapie]

Wer noch nie eine Psychotherapie gemacht hat, glaubt vielleicht, sich alles von der Seele zu reden, sei das, was eine gute Therapie ausmacht. Endlich kann man mit jemandem über alles sprechen. Mit jemandem der weiß, wie gutes Zuhören funktioniert, und der einen zumindest nicht sofort für verrückt erklärt. So weit so gut. Doch wer sagt, dass Reden immer die beste Strategie ist?

Ich habe in meinen Therapien immer viel geredet. Wie sollte die Behandlung meiner Psyche auch anders gelingen? Und da einige Therapieverfahren den Grund für unsere Schwierigkeiten im Erwachsenenalter in den frühen Prägungen unserer ersten Lebensjahre sehen, gab es einiges zu erzählen: Angefangen von der Schulzeit, über meinen ersten beruflichen Gehversuche bis hin zu den Hochs und Tiefs in meinen zwischenmenschlichen Beziehungen.

Doch spielte die verbale Vergangenheitsbewältigung tatsächlich eine Rolle bei der Lösung meiner aktuellen Probleme? Diese Frage drängte sich mir irgendwann immer häufiger auf, denn eine langfristige Besserung durch das ausgiebige Reden stellte ich nicht fest. Ganz im Gegenteil: Ich war ständig gefangen in meinem Kopf und ignorierte gekonnt den Rest meines Körpers vom Hals abwärts, so war ich schließlich groß geworden.

Dabei hätte mir nach mehr als 20 Jahren Psychotherapie irgendwann auffallen müssen, dass sich viele meiner Probleme zwar verlagert, aber nie wirklich gelöst hatten. So wie etwa meine Neigung zu Gefühlsausbrüchen. Ein langsamer Autofahrer vor mir, zack, schon fing ich an zu schimpfen wie ein Rohrspatz. Von null auf hundert in unter fünf Sekunden, das muss mir erst mal jemand nachmachen.

Aber was hat das jetzt mit Reden zu tun? Naja, eigentlich nichts. Dass ich zu emotionalen Überreaktionen neige, hoher emotionaler Reagibilität, wie mein Psychiater zu sagen pflegt, hat einzig und allein mit meiner mangelnden Fähigkeit zur Emotionsregulation zu tun, aber nicht mit meinem Verstand oder meiner Intelligenz. Die Ursache dafür ist mein chronisch dysreguliertes Nervensystem, das sich leider nicht über Worte oder Gedanken steuern lässt.

Auch Reden allein hilft dagegen wenig. Denn um ein aus dem Takt geratenes, dysreguliertes Nervensystem wieder ins Lot zu bringen, braucht es körperorientierte Ansätze. Dass meine langjährigen Gesprächstherapien nicht den ersehnten Erfolg gebracht hatten, wundert mich heute daher wenig.

Schade nur, dass viele Menschen, die wie ich von einem Bindungstrauma betroffen sind, tatsächlich reden müssen, bis der Arzt kommt, statt ohne Umwege die Hilfe zu bekommen, die bei Traumafolgestörungen heute möglich ist. Doch diese Hilfe gibt es oft nicht auf Rezept, so dass Betroffene die passende Unterstützung nicht nur selbst finden sondern sie sich auch leisten können müssen, was wie vieles im Leben absolut unfair ist.

[Traumatherapie]

Die ersten vier Jahrzehnte meines Lebens verbrachte ich in meinem Kopf, getrennt von meinem Körper. Klingt verrückt, ist es aber nicht. Denn um in meinem Körper zu Hause zu sein, fehlte mir der Zugang zu meinen körperlichen Empfindungen, die ich in Gefühle und Bedürfnisse hätte übersetzen können, um daraus Handlungen abzuleiten zu können, die in Einklang mit mir selbst stehen.

Konnte dieser Zugang zu unseren Empfindungen nicht entstehen, weil kein ausreichend gutes Vorbild dafür vorhanden war oder weil es zu traumatischen Erfahrungen in unser Kindheit gekommen ist, wie bei mir, führt dies für Betroffene häufig zu einer Abspaltung von ihrem körperlichen Erleben. Sie wissen oft lange nicht, warum sie sich permanent abgekoppelt, ausgeschlossen und fremd vorkommen, obwohl sie von außen betrachtet ein ganz normales Leben führen.

Im Grunde ist das so, als sollte ich ohne vernünftige Einweisung und gut geschriebene Bedienungsanleitung ein Flugzeug fliegen, obwohl ich nur den Autopilot-Modus kenne und keinerlei Wissen über Dinge habe, wie Wetterphänomene, Pilotsprache oder die Berechnung der Flughöhe. Kann gut gehen, ist aber unwahrscheinlich. Denn irgendwann kommt der Punkt, an dem man von dieser komplexen Situation überfordert ist und der Autopilot-Modus versagt.

Was sich in meinem Fall durch wiederholte depressive Episoden ankündigte, deren Ursache trotz Gesprächstherapie nie nachhaltig zu identifizieren war, denn wenige Jahre später rutschte ich wieder in ein schwarzes Loch und verlor jede Lebensfreude. Ich erinnere mich noch gut an eine Therapiestunde, wo die Therapeutin mich aufforderte ich solle endlich mal ins Handeln kommen, ich aber nur dachte: »Wie soll das bitte gehen?«

Ich fühlte mich ohnmächtig meinem depressiven Erleben ausgesetzt und obendrauf missverstanden, denn hätte ich gekonnt, hätte ich sicher alles dafür getan, mein Leben aktiv in die Hand zu nehmen und zu verändern.

Unfreiwillig zum Experten in eigener Sache

Und so sammelte ich in meiner langjährigen Therapiekarriere weitere, wenig hilfreiche bis unschöne Erfahrungen, die mich auf kognitiver Ebene und beim Verstehen meiner Vorgeschichte zwar weiterbrachten, aber den Körper völlig aus und vor ließen, und damit ein wesentliches Puzzleteil komplett ignorierten.

Wie etwa bei einer Psychoanalyse, die ich während meiner Studienzeit absolvierte, wo ich auf einem Sofa lag und erzählte, während die Analytikerin hinter mir einschlief, was laut ihr absolut ok war, aber völlig außer Acht ließ, wie das auf mich gewirkt hatte. Aus traumatherapeutischer Sicht ein absolutes No-Go.

Ein anderes Beispiel stammt aus meiner tiefenpsychologisch fundierten Gesprächstherapie, die ich mit Unterbrechungen knapp zehn Jahre lang durchhielt. Rückblickend betrachtet sprach ich zwar über meine Gefühle, lernte sie aber nie spüren, so dass ich ziemlich sicher die ganze Zeit nur im Kopf unterwegs war. Was sich auch daran zeigte, dass ein Krafttier, das ich mittels Tagträumen erschaffen hatte, in schwierigen Situationen stets versagte, obwohl es eigentlich meinen Selbstwert und mein Selbstbewusstsein hätte stärken sollen.

Auch Wutgefühle, die ich im Rahmen dieser Tagträume ausdrücken sollte, entsprachen nicht den Erwartungen der Psychotherapeutin. Kein Wunder, denn wenn jemand wie ich in seiner Kindheit traumatische Erfahrungen gemacht habe, dann sind diese mit jeder Menge Wutenergie gekoppelt, die im Körper gespeichert ist. Als Kind wäre Wut zu empfinden lebensgefährlich gewesen, weil die Bindung zu den Eltern erhalten werden musste, da diese das eigene Überleben sicherte. Die Wut dagegen, egal wie groß, ließ sich abspalten und verdrängen, was auch erklärt warum meine Psyche dicht machte.

Raus aus dem Kopf, rein in den Körper

Mein Weg vom Kopf in den Körper begann vor zehn Jahren mit Wissen zum Thema »Trauma«, unter anderem aus dem Kurs »Mit Trauma leben« von Dami Charf. Ich fing endlich an zu verstehen, warum all die Therapien, die ich bisher gemacht hatte, wenig langfristigen Erfolg gezeigt hatten und warum meine Symptome sich kaum gebessert hatten. Mit Verstehen allein war es allerdings nicht getan. Und es sollte ein langer Weg werden, um wirklich bei mir und in meinem Körper anzukommen zu dürfen.

Erste Erfolge begannen sich in meiner ersten Reha vor fünf Jahren zu zeigen, wo ich in einer Gruppe für konzentrative Bewegungstherapie (KBT) angeleitet wurde körperbezogene Übungen zu machen, die zur Selbsterfahrung dienten. Besonders gut erinnere ich mich an eine Übung mit Sandsäckchen, die wir auf unsere Schultern legten und damit experimentierten, wie sich dieses Gewicht anfühlt und was es innerlich mit uns macht, wenn wir die Säckchen wieder abwerfen. Ein echter Aha-Moment für mich. Denn es fühlte sich gut an, diese selbst auferlegten Lasten wieder abwerfen zu dürfen.

Von diesen Momenten erlebte ich im Lauf der nächsten fünf Jahre einige, denn nach der Reha startete ich eine Traumatherapie auf Basis von Somatic Experiencing®. Dass ich über vier Jahre und eine große Krise mit Krankenhausaufenthalt brauchen würde, um endlich dort anzukommen, wo ich heute stehe, ahnte ich damals nicht. Was vermutlich auch besser war, denn der Prozess der Aufarbeitung glich und gleicht einer nie endwollenden Achterbahnfahrt.

Während ich nach und nach lernte, mich in meinem Körper sicher zu fühlen und ihn wahrzunehmen, wurde ich immer wieder von Traumasymptomen aus der Bahn geworfen, die so heftig waren, dass ich ungern daran zurückdenke, auch wenn ich weiß, dass es der einzige Weg zur Besserung war. Durch meine neu gewonnene Körperwahrnehmung kehrten auch alle verdrängten Gefühle und Erinnerungen in mein Bewusstsein zurück, was manchmal einem Tanz am Rande des Vulkankraters glich: Ein Schritt in die falsche Richtung und schon wurde ich vom Traumastrudel verschluckt.

Zum Glück wurde ich von meiner Therapeutin immer wieder aufgefangen und zurück in die Gegenwart geholt, was mit der Zeit dazu führte, dass ich lernen durfte, wie sich Kontakt anfühlt, bei dem man sich im wahrsten Sinne des Wortes gesehen, wahrgenommen und gefühlt fühlt. Ein unbeschreibliches Gefühl, wenn man erst mal begriffen hat, dass es die Voraussetzung dafür ist, echte Verbundenheit mit anderen Menschen spüren zu können, ein wichtiges Grundbedürfnis, das Menschen mit einem Bindungstrauma oft verwehrt bleibt.

Durch diese Erfahrungen hat sich mein Leben so radikal verändert, dass eine ausführliche Schilderung den Rahmen des Kapitels sprengen würde. Denn dank Traumatherapie bin ich endlich in meinem Leben, in meinem Körper und bei mir selbst angekommen, habe innere Klarheit gewonnen und gelernt Gefühle und Bedürfnisse wahrnehmen, Grenzen zu setzen und für mich und meine inneren Anteile einzustehen und mich zum ersten Mal wirklich verbunden zu fühlen, mit mir und der Welt, anders gesagt: Ich bin dann mal online.

Klopfen statt stressen

[PEP]

Ich hätte nie gedacht, dass eine Methode, die ich vor über 10 Jahren im Rahmen eines Seminarwochenende für hochsensible Menschen kennenlernte, irgendwann mein Leben verändern würde. Aber das Schicksal hatte das wohl vorgesehen. Wie viele Dinge, die man erst versteht, wenn man ab und zu inne zuhält, um zurückzublicken.

In diesem Fall geht es um die EFT-Klopftechnik, auch als Emotional Freedom Techniques, kurz EFT, bekannt, bei der man bestimmte Akupunkturpunkte am Körper mit den Fingern beklopft während man sich auf seine stressauslösenden Gedanken und Gefühle fokussiert.

Diese Methode nutzt die Tatsache, dass unsere Gefühle in erster Linie Körperempfindungen darstellen, auf die wir mit dem Klopfen Einfluss nehmen können, um sie aufzulösen. Was insbesondere bei starken und belastenden Emotionen hilfreich ist, da sie mit großem innerem Stress einhergehen, der über Denken nicht in den Griff zu bekommen ist. Außerdem kann das Klopfen auch zur Selbsthilfe angewendet werden, was doppelt hilfreich ist für traumatisierte Menschen, weil sie auf diese Weise gleichzeitig das Empfinden von Selbstwirksamkeit fördert.

Was mir am Klopfen besonders gefällt ist die Einbeziehung des Körpers, die leichte Erlernbarkeit im Rahmen der Selbsthilfe und die unkomplizierte Anwendung bei aus dem Ruder laufenden Gefühlszuständen. Ok, ich gebe zu, manchmal fällt es mir schwer, das Klopfen zu nutzen, wenn ich schon länger im stressbedingten Überlebensmodus feststecke, was nun mal Teil des Problems ist, denn bei großem Stress sind meine Ressourcen kognitiv schwer zugänglich und ich brauchen einfache Regulationsmethoden, die funktionieren, ohne lange nachdenken zu müssen. So wie PEP®.

PEP® ist eine von Dr. Michael Bohne weiterentwickelte Form der Klopftechnik, die unter dem Namen Prozess- und Embodiementfokussierte Psychologie, kurz PEP®, vor allem im therapeutischen und medizinischen Bereich Anwendung findet. Der Unterschied zum Klopfen als reine Selbsthilfetechnik wie bei EFT besteht darin, dass vielfältigere Wirkhypothesen zugrunde gelegt und bei der Anwendung der Methode berücksichtigt werden. Mit Hilfe von Selbstakzeptanzsätzen können daher nicht nur Selbst- und Fremdvorwürfe gelöst und Erwartungen an andere bearbeitet werden, sondern auch Altersregression sowie nicht mehr dienliche Loyalitäten, die emotional noch in uns wirken, aufgespürt und aufgelöst werden.

Wenn Kopf und Körper lernen zu kooperieren

Als ich das erste Mal von PEP® im Rahmen einer Coachingsitzung profitieren durfte, spürte ich sofort die Wirkung des Klopfens auf körperlicher Ebene, da ich dank Traumatherapie bereits gelernt hatte, meine Körperempfindungen feinfühlend wahrzunehmen. Das Klopfen fühlte sich an, als wolle ich meinen stecken gebliebenen Emotionen auf die Sprünge helfen und sie ermuntern, sich zu lösen und wieder in Fluss zu kommen. Ein großartiges Gefühl, denn das Klopfen gab mir gleichzeitig die Chance, mein Wohlergehen selbst in die Hand zu nehmen, im wahrsten Sinne des Wortes, was meiner Erfahrung nach keine Selbstverständlichkeit darstellt.

Besondere wohltuend empfand ich die Einbindung von Selbstakzeptanzsätzen, denn mit dem Thema »Selbstakzeptanz« stand ich lange auf Kriegsfuß. Und arbeite weiter daran. Denn traumatische Erfahrungen rauben uns nicht nur unser Sicherheitsgefühl, sie führen auch dazu, dass wir negative Glaubenssätze und Überzeugungen in uns tragen, die verhindern, dass wir Mitgefühl mit uns und unserem Schicksal entwickeln können.

Je früher ein Trauma, desto tiefer sitzen diese Prägungen. Denn ein Baby kann nicht begreifen, dass sein Umfeld versagt, es erlebt die fehlende Einstimmung und Geborgenheit als etwas, was mit ihm nicht stimmt. Es fühlt sich schlecht, woraus später die Überzeugung »Ich bin schlecht« wird. Die ideale Basis also für toxische Scham, Minderwertigkeitsgefühle und ein geringes Selbstwertgefühl. Alles Dinge, die mein Leben stark geprägt haben.

Zum Glück arbeitet PEP® mit einer Verdünnungsmethode, die es ermöglicht, die Sätze zur Selbstakzeptanz erst mal langsam und behutsam auszutesten. Ich durfte also erst einmal vorsichtig in Erwägung ziehen, dass ich mich irgendwann vielleicht tatsächlich so lieben werde, wie ich bin. Das nahm mir den Druck, gegen meine verkörperten Überzeugungen zu arbeiten, die sich erst noch an meine neue Sicht der Dinge gewöhnen mussten.

Selbstwert steigern, Loyalitäten loslassen

Ebenso wie mein Team aus inneren Kritikern, denen es beim Selbstwerttraining mit PEP® an den Kragen ging, natürlich auf wohlwollende und wertschätzende Art und Weise. Denn das Befreiende an der Methode von Dr. Bohne sind nicht nur die bewusst verwendeten Kraftausdrücke, die einfach Spaß machen, sondern auch die explizite Betonung von Humor, Zuversicht und Leichtigkeit als Haltung des Therapeuten, die guttut und als Gegengewicht zum eigenen Lebensgefühl wirkt, das durchaus häufiger mal von Schwere und Hoffnungslosigkeit geprägt sein kann.

Was auch mit längst überkommenen Loyalitäten zusammenhängen kann, die uns emotional mit Menschen verstrickt halten, wie unseren Eltern, Geschwistern oder Ex-Partnern, zu denen ein neues Verhältnis längst angebracht wäre. Für mich haben sich diese Verstrickungen lange Zeit wie ein nicht durchtrenntes Gummiband angefühlt, was mal mehr, mal weniger gespannt eine Verbindung aufrechterhielt, die heute weder gesund noch förderlich für meine Leben ist und die ich gerne loswerden wollte. Dabei hätte ich nie gedacht, dass sich dieses kaugummiartige Band durch wenige Sitzungen mit PEP® beseitigen lassen würde. Doch genau das war der Fall. Eine innerliche Befreiung ungeahnten Ausmaßes, noch dazu eine nachhaltige.

Auch wenn die Methode simpler klingt, als sie es in Wirklichkeit ist. Denn sie basiert auf fundierten wissenschaftlichen Ansätzen, die erst in ihrer gezielten und durchdachten Kombination unter Nutzung verschiedener Prozessabläufe ihre gewünschte Wirkung entfalten, wobei das Zwischenergebnis der Schritte immer wieder neu analysiert und bewertet wird, so dass ein Nachjustieren jederzeit möglich und oft auch erforderlich ist. Ein bisschen wie bei einer therapeutischen Wundertüte eben.

Was mich als Klientin absolut begeistert, denn in einem halben Jahr Coaching mit PEP® konnte ich mehrere große Themen bearbeiten, noch dazu körperorientiert und auf humorvolle Weise, die ich jahrzehntelang in meinem prall gefüllten Lebensrucksack mit mir rumgeschleppt hatte, ohne für sie eine nachhaltige Lösung zu finden. Speziell mit meinen traumabedingt heftigen Gefühlszuständen und überflutenden Emotionen hat mir die Methode mehrfach sowohl mit als auch ohne Begleitung geholfen, was PEP® enorm wertvoll für meinen Alltag mit einem Bindungstrauma macht und mir gezeigt hat, dass es mehr als einen Ansatz zur Traumaheilung gibt.

Meine innere WG

[Innere Anteile]

Für Außenstehende mag es verrückt klingen, wenn ich von einer WG aus inneren Mitbewohnern spreche, aber für mich war die Bekanntschaft mit der systemischen Arbeit mit inneren Persönlichkeitsanteilen, auch bekannt als IFS oder Internal Family Systems, nach über vier Jahren Traumatherapie der absolute Game Changer. Denn endlich habe ich ein Konzept gefunden, um das zu beschreiben was täglich in mir vorgeht und den verschiedenen Anteilen in mir mit Neugier und Mitgefühl zu begegnen.

Obwohl ich schon vor meiner Begegnung mit IFS viel an mir gearbeitet habe: Unzählige Male war ich in die Abgründe meines Traumastrudel gezogen worden, hatte gelernt, Körperempfindungen und Gefühle wahrzunehmen, mit ihnen umzugehen und Ängste zu bearbeiten. Und hatte nebenbei erfahren, wie sich Dissoziation, Depersonalisation und Derealisation anfühlen (nicht besonders gut, trotzdem nicht schlecht, dass mal zu wissen). Auch über Somatisierung weiß ich heute mehr, als mir lieb ist.

So weit so gut. Denn eines Tages endete mein Versuch, besser mit meinen teilweise extremen Gefühlen umzugehen, in einem Bild, auf dem diese Gefühle in personifizierter Form zu sehen waren. Jede gezeichnete Figur spiegelte in Kurzform wider, wie ich mir das jeweilige Gefühl bildlich vorstellte: Die Traurigkeit, mit einer Mönchskutte und einer Sichel in der Hand, die Ohnmacht, mit Handschellen und zugeklebtem Mund, die Einsamkeit, mit einem Loch im Bauch, die Wut, in Gestalt des Tieres aus der Muppet Show, und die Rage, in Gestalt des Michelinmännchen. Alles auf Papier vor meinen Augen, als wären es echte Portraits meiner inneren Mitbewohner.

Erst ein paar Monate später stieß ich durch Zufall, wenn es diesen überhaupt gibt, auf die Bücher von Richard C. Schwartz zum Thema »Internal Family Systems«. Beim Lesen konnte ich kaum glauben, dass sich meine improvisierten Versuche der Anteilsarbeit mit einer wissenschaftlich durch Studien untermauerten und international anerkannten Methode deckten. Ich war sofort Feuer und Flamme.

Mit Hilfe eines Online-Kurses, der mir empfohlen worden war, vertiefte ich mein Wissen und meine Selbsterfahrung weiter, während ich parallel eine Stunde bei einer IFS-Therapeutin buchte. Diese wurde zum Beginn einer großen inneren Veränderung für mich, denn ich begegnete das erste Mal meiner Angst, besser gesagt einem jungen ängstlichen Anteil von mir, mit Mitgefühl und Verständnis statt mit der gewohnten Abwehr und Kritik.

Als dieser Anteil sich merklich zu entspannen begann, was ein absolutes Aha-Erlebnis für mich war, spürte ich, dass dieser Ansatz das fehlende Puzzleteil auf meiner Reise der Traumaheilung sein könnte, ein neuer Level, den ich durch Zufall gefunden hatte. Und nach und nach bekamen auch die anderen Anteile meiner inneren Wohngemeinschaft Gesichter und Namen, so dass die Portraits mittlerweile einen Pappkarton mit über 30 Post-its füllen.

Heute kommen selten neue Anteile hinzu, während ich die vorhandenen Anteile immer besser kennenlernen darf. Trotzdem habe ich manchmal Mühe, den Überblick nicht zu verlieren und allen Anteilen gerecht zu werden. Aber ich gebe mein Bestes. Dass sich einige Anteile untereinander angefreundet haben, sehe ich als Erfolg meiner Bemühungen und habe viel öfter als früher das Gefühl zu verstehen, was gerade in mir und damit meiner inneren WG eigentlich los ist.

6. Ressourcen

Die Natur als Therapeutin

[Natur]

Vor vier Jahren erfuhr ich am eigenen Leib, wie heilsam Zeit in der Natur ist. Denn es waren die täglichen Aufenthalte im kliniknahen Park, die mir halfen nach meiner bisher größten Lebenskrise wieder auf die Beine zu kommen. Ich hatte zwar ein Jahr zuvor bei einer Reha im Schwarzwald bereits von der Wirkung der Natur profitiert, aber es brauchte diese zweite Erfahrung, um mir bewusst werden zu lassen, wie wichtig die Natur für meinen Heilungsweg ist. Und dass sie es wohl auch für immer bleiben wird.

Während meiner Krise war ich zunächst so mit mir selbst und meinem Ausnahmezustand beschäftigt, dass ich wie blind und ferngesteuert durch den Park lief, ohne die Natur um mich herum wahrzunehmen. Doch mit jedem Tag gelang es mir besser, mich wieder für die Schönheit meiner Umgebung zu öffnen. Ich fing an, täglich Neues zu entdecken, was meinen Fokus weg von mir und hin zu meiner grünen Umgebung lenkte.

Ich begann, all die schönen Details, die mir bei meinen Spaziergängen im Park ins Auge fielen, zu fotografieren. Die ideale Achtsamkeitsübung für meinen unruhigen Geist. Denn sie veränderte meine Wahrnehmung und verlagerte meine Aufmerksamkeit auf meine grüne Umgebung, was mich innerlich zur Ruhe kommen ließ und mir half meinen Zustand zu stabilisieren. Ein Gefühl, als würde sich innerlich etwas wieder sortieren und neu ordnen, so dass ich anfing, endlich Hoffnung auf Besserung zu verspüren.

Im Laufe des Jahres ging es langsam aufwärts und ich verbrachte weiter viel Zeit in der Natur. So dass es vermutlich eher Schicksal als

Zufall war, dass ich bei einer sommerlichen Wanderung durch Streuobstwiesen die Idee hatte, die Themen, die mich in den letzten Monaten am meisten beschäftigt hatten, mein Trauma und die Natur, miteinander zu verbinden.

Geburtsstunde einer Idee

Meine Erfahrungen hatten mir gezeigt, dass sich der Kontakt zur Natur ähnlich positiv auf mein Nervensystem auswirkt wie meine Therapie. Auch wenn beides nicht austauschbar war, ergänzte es sich doch optimal. Als ich wenig später ein Buch über Traumaheilung in der Natur fand, war mir klar, dass ich gerade das Thema für meinen Wunsch nach beruflicher Selbstverwirklichung gefunden hatte.

Inzwischen befasste ich mich fast täglich mit den Zusammenhängen zwischen Trauma, Natur und Achtsamkeit. Was lag also näher, als diese Themen miteinander zu verbinden?

Gesagt, getan. Ich intensivierte meine Recherchen und startete im Herbst 2022 meinen Blog mit dem Namen »Naturing Myself«, was so viel bedeutet wie mich in die Natur begeben und mit Hilfe der Natur heilen. Seitdem veröffentliche ich dort regelmäßig Blog-Artikel und arbeite an weiteren Angeboten.

Ein zweiter Schritt auf meinem Weg mit Trauma und Natur war meine Ausbildung zur Kursleiterin für Waldbaden und Achtsamkeit in der Natur, die ich 2023 absolvierte, um meine eigene Begeisterung für die Wirkung der Natur an andere Menschen weitergeben zu können. Was gleichzeitig eine Chance für mich war, weitere wertvolle Erfahrungen im Umgang mit meinem Trauma zu sammeln, denn das beste Wissen hilft wenig, wenn es an praktischer Erfahrung fehlt.

Ich merkte sofort, dass ich durch meine Auszeiten in Wald & Co. entspannter wurde. Egal wie gestresst ich auch startete, mein Zustand veränderte sich immer. Ich spürte, wie die Anspannung in meinem

Körper mit der Zeit nachließ, neue Ideen beim Gehen entstanden oder Gedanken, die vorher hartnäckig mein Bewusstsein in Beschlag genommen hatten, plötzlich ihre Macht verloren oder sich ganz aus meinem Kopf verabschiedeten.

Auch im Umgang mit meinen Gefühlen half mir der Wald. Dort konnte ich, unterstützt durch die Bewegung beim Laufen, endlich die aufgestaute Energie loslassen, die sich in meinem Körper angesammelt hatte. Gleichzeitig fühlte ich mich vom Wald und von der Natur bedingungslos angenommen, alles durfte da sein. Und ich spürte meist schon nach wenigen Minuten, wie ich innerlich frei wurde, ein Gefühl, das sich mit der Zeit verstärkte.

Traumaheilung mit Hilfe der Natur

Wenig verwunderlich also, dass ich einige der besten Aha-Momente auf meinem Weg der Traumaheilung draußen in der Natur hatte. Ganz nebenbei verstärkte sich durch meine Auszeiten in der Natur auch mein Bewusstsein für die Jahreszeiten, die ich bisher eher als eine Art Hintergrundrauschen wahrgenommen hatte. Es war, als hätte sich auch meine Sicht auf die Welt komplett gewandelt, durch die innerlichen Veränderungen, die meine Krise in mir angestoßen und in Bewegung gebracht hatte.

Durch meine neu gewonnene Fähigkeit ganz im Moment bei den Details der Natur zu sein, schaffte ich es innerlich Freiraum zu erzeugen, so dass mein Kopf frei von belastenden Gedanken wurde und mein Körper sich entspannen konnte. Kein Wunder, denn beides hängt eng zusammen. Ich erlebe dieses Zusammenspiel immer besonders intensiv, wenn ich Zeit am Meer verbringe. Allein die gedankliche Vorstellung, dort zu sein, hilft mir, mich innerlich freier und körperlich entspannter zu fühlen.

Das Meer ist mein Sehnsuchtsort, aber auch mein Seelenort. Weil ich dort loslassen und entspannen kann wie nirgends sonst. Durch die gute Seeluft und die wohltuende Reizarmut menschenleerer Strände wirkt die küstennahe Natur für mich wie eine Therapeutin und eine Auszeit am Meer wie Balsam für mein Nervensystem.

Wir die Natur mir hilft:

- Bewegung in der Natur hilft meinen Stresslevel zu senken
- Reizarme Umgebung in Wald & Co. fördert Regeneration
- Fokus auf Sinneseindrücke unterstützt Bezug zur Gegenwart
- Waldbaden stärkt mein Immun,- Hormon,- und Nervensystem
- Auszeiten in der Natur sorgen für Entspannung (20 Minuten)
- Wohlwollende Atmosphäre hilft im Umgang mit meinen Gefühlen
- Erlaubt mir von Erdung und Achtsamkeit zu profitieren
- Bietet kraftgebende Symbolik und Metapher (Stärke, Kraft)
- Fördert den Aufbau von Verbindung und Vertrauen

Hilfe, mein Regler ist kaputt!

[Selbstregulation]

Manchmal fühle ich mich wie eine Heizung, deren Regler kaputt ist. Vergeblich suche ich nach dem Knopf, über den ich mich selbst regulieren kann, finde ihn aber nicht. Wie bei einer Heizung, bei der das Thermostat fehlt, um die Temperatur anzupassen. Denn niemand sitzt gern in einer eiskalten oder aber überhitzten Wohnung. Um uns wohlzufühlen, müssen wir den Wärmegrad regulieren können.

Wie meine Wohnung hat auch mein Körper einen Wohlfühlzustand. Wenn dieser erreicht ist, fühle ich mich präsent, wach und leistungsfähig. Aufgaben zu erledigen fällt mir leicht, ich habe Interesse an meinen Mitmenschen und freue mich auf die täglichen Herausforderungen meines Alltags, der schon mal turbulent sein kann.

Der Haken: Um diesen Zustand aufrechtzuerhalten, muss ich meine eigenen Stimmungen, Gefühle und Körperempfindungen gut wahrnehmen können, um angemessen auf sie reagieren zu können. Knurrt mir beispielsweise vormittags der Magen, sollte ich besser eine Kleinigkeit essen, um weniger aggressiv und gereizt auf die Anfragen meiner Kollegen im Büro zu reagieren, schließlich wissen wir dank der Werbung für Snickers alle, wie das sonst endet.

Vorbild gesucht!

Doch was, wenn ich als Kind nie gelernt habe, meinen körperlichen und psychischen Zustand wahrzunehmen? Hier kommt die Selbstregulation ins Spiel. Denn wenn wir klein sind, müssen wir erst mal lernen uns selbst zu regulieren. Dafür sind wir auf unsere direkten Bezugspersonen, meistens unsere Eltern, angewiesen, die uns als Vorbild für diese Fähigkeit dienen, aber im Idealfall auch merken, ob und was wir gerade brauchen. Dadurch helfen sie uns, den

Zusammenhang zu begreifen zwischen dem Bedürfnis, das wir gerade wahrnehmen (z.B. Hunger, Müdigkeit, Ärger) und dem, was wir zur Erfüllung des Bedürfnisses brauchen (z.b. Nahrung, Schlaf, Beruhigung). Klingt erst mal simpel.

Das gleiche funktioniert auch für unsere Gefühle. Geht mein Lieblingsspielzeug kaputt, bin ich erst mal traurig und werde im Idealfall getröstet. So lerne ich, dass Traurigkeit existiert, sie aber auch wieder vergeht und ich mich (mit Unterstützung von außen) wieder beruhigen kann. Irgendwann brauche ich niemanden mehr von außen, der mich tröstet und beruhigt, sondern ich habe gelernt, mich selbst zu beruhigen, wenn ich traurig bin. Daraus resultiert dann meine Fähigkeit zur Selbstberuhigung, die zur Selbstregulation gehört.

Es ist nie zu spät zu starten

Leider haben viele Menschen mit einem Bindungstrauma die Fähigkeit zur Selbstberuhigung, aber auch allgemein zur Selbstregulation, nicht vollständig entwickeln können. Wie ich selbst haben sie zwar als Kinder den widrigen Umständen getrotzt, es mangelte ihnen aber an (mindestens) einem guten Vorbild oder an der notwendigen Einstimmung ihrer Bezugspersonen auf ihre Bedürfnisse, um sich selbst regulieren zu lernen.

Zum Glück können wir auch als Erwachsene noch lernen uns selbst zu regulieren. Wie bei einer Heizung, deren kaputtes Thermostat repariert wird. Aber es braucht viel Geduld, Übung und Unterstützung von außen, um begreifen zu lernen, was die hochkomplexe Fähigkeit der Selbstregulation alles beinhaltet.

Trotzdem handelt es sich um eine lohnenswerte und wie ich finde notwendige Erfahrung, die mir geholfen hat, überhaupt erst bei mir selbst anzukommen und mir bewusst werden zu lassen, dass ich heute erwachsen und damit allein verantwortlich für die Regulation meiner (oft heftigen) Emotionen bin.

Wenn ich heute getriggert werden und heftige Gefühle in mir aufsteigen, dann suche ich im ersten Moment zwar manchmal noch vergeblich den Knopf, um sie zu regulieren, schaffe es aber in der Gegenwart zu bleiben und zu begreifen, dass er nicht mehr kaputt ist, sondern ich darauf vertrauen darf, dass ich gelernt habe mich selbst zu regulieren. Auch wenn das weiterhin Übung erfordert und Nerven kostet, die ich oft nicht habe, denn es ist der einzige Weg, um den Prägungen meiner Kindheit erwachsen zu begegnen und altersgerecht mit meinen Bedürfnissen und Gefühlen umgehen zu lernen.

Was mir bei der Selbstregulation hilft:

- Achtsame Morgenroutine, um gelassen in den Tag zu starten
- Regelmäßig prüfen, wie es mir geht und was ich gerade brauche
- Bei Stress: Gewichtsdecke, Wärmekissen, Bewegung, Natur
- Bei starken Gefühlen: Klopfen, Distanz herstellen (Anteile)
- Bei Überforderung: Langsamkeit, Orientierung, Erden
- Raum lassen zwischen Reiz und Reaktion (braucht viel Übung!)
- In-Kontakt-sein und Verbundenheit trainieren
- Verschiedene Körper- und Atemübungen

Kraftquellen für Krisenzeiten

[Ressourcen]

Ich liebe es, Fotos zu machen, wenn ich draußen in der Natur unterwegs bin. Das hilft mir, meine Umgebung achtsam wahrzunehmen und im Hier und Jetzt zu sein. Oft fallen mir dabei Details auf, an denen viele vorbeigehen: Eine Biene auf einer rosa Blüte, ein Käfer an einem Stück alten Holz oder ein zartes Spinnennetz im Morgentau.

Auch mir gelingt es nicht immer, diese Dinge wahrzunehmen. Wenn ich gestresst bin, kann die Natur um mich herum noch so schön sein, mir gelingt es dann nicht, mich achtsam auf ihre Erkundung einzulassen. Deshalb ist meine Außenwahrnehmung für mich zu einem wichtigen Gradmesser für meine innere Verfassung geworden. Und das Fotografieren zu einer wertvollen Ressource, einer Kraftquelle, die mir hilft, Ruhe in stürmischen Zeiten zu finden.

Hilfreiche Werkzeuge

Es gibt auch Gegenstände, die inzwischen für mich zu Ressourcen geworden sind, wie meine Gewichtsdecken, die ich in unterschiedlichen Ausführungen besitze. Die schweren Decken helfen mir, mein autonomes Nervensystem zu beruhigen, indem sie einen angenehmen Druck auf meinen Körper ausüben, der entspannend und beruhigend wirkt. Abends helfen sie mir beim Einschlafen, aber auch mal mitten in der Nacht, wenn ich wach zu liegen drohe, oder ich nutze sie tagsüber, um meinen Stresslevel zu senken und zur Ruhe zu kommen. Klar, eine menschliche Umarmung wäre oft schöner, aber wenn die nicht verfügbar ist, erzielen meine Gewichtsdecken einen ähnlich beruhigenden Effekt auf mein Nervensystem.

Der sich auch über Erinnerungen herstellen lässt, wie etwa dem Gedanken an eine Sitzbank im Naturschutzgebiet auf Borkum, auf der ich schon oft gesessen und in die Ferne geschaut habe, während neben mir am Strand die Wellen sanft vor sich hinplätschern und die wilden Gänse laut schnattern zu einem Rundflug über mir aufbrachen. Diese Bank ist zu einer Ressource besonderer Art für mich geworden, einem Kraftplatz in der Natur, denn ich im Urlaub aufsuchen kann, aber auch einem sicheren Ort, den ich in stressigen Situationen als inneres Bild in mir entstehen lassen kann, mit allen Empfindungen, Gerüchen, Geräuschen und Gefühlen, die für mich mit diesem Platz verknüpft sind.

Auch Baden ist für mich eine Ressource. Denn das warme Wasser beruhigt mich, hilft mir zu entspannen und erlaubt mir im wahrsten Sinne des Wortes, für eine Weile vom Alltag abzutauchen. Was ebenso gut über Wärme funktioniert, die ich fast täglich in Form von Heizkissen, Wärmflaschen und Körnerkissen nutze. Mein aktueller Favorit ist ein rotes Herz, das mit feinsten Bio-Weizen-Körnern gefüllt ist, sich ratzfatz in der Mikrowelle aufwärmen lässt und sehr weich und anschmiegsam ist. Ideal bei Angst, Unruhe und Einschlafproblemen. Aber auch Schmerzen jeder Art.

Ebenso beruhigend wirkt das Meer auf mich, was mir lange nicht bewusst war. Obwohl ich seit über zwölf Jahren jedes Jahr einmal, oft auch zweimal, zum Urlaub an die Nordsee fahre, weil ich die Natur und das Klima an der Küste so liebe. Kaum rieche ich die Seeluft, bin ich praktisch ein neuer Mensch, Stress und Anspannung fallen von mir ab und meine Seele atmet auf. Nirgends gehe ich abends so entspannt zu Bett, denn das Meer und speziell die Nordsee sind für mich mit Freiheit, Weite und Abschalten verbunden. Kein Wunder also, dass die Nordsee zu meinen wichtigsten Ressourcen zählt.

Ohne Anker keine Aktivierung

Leider helfen die besten Ressourcen wenig, wenn sie nicht verankert sind, also bei Bedarf zur Stärkung von Selbstwirksamkeit und

Selbstwert abrufbar sind. Was gerade für Menschen mit traumatischen Erfahrungen zur Herausforderung werden kann, wie ich selbst weiß, weil sie häufig wenig Zugang zu ihren Ressourcen und damit ihren Potentialen haben.

Ich habe diese Erfahrung mit einem Kraftier gemacht, dass ich während einer Therapie als inneres Bild zur Stärkung meines Selbstwerts erschaffen sollte: Obwohl ich während der angeleiteten Tagträume unterstützt von der Therapeutin fantasievolle Bilder mit dem Tier in mir entstehen lassen konnte, die ich anschließend malte, versagte diese innere Ressource regelmäßig im Alltag, wenn ich sie in schwierigen Situationen aktivieren wollte.

Heute bin ich überzeugt, dass das daran lag, dass diese Ressource nicht gut genug in meinem Körper verankert war, ich also nicht gelernt hatte sie über Körperempfindungen zu spüren, denn bei Stress wird unser System über die automatischen Reaktionen des autonomen Nervensystem gesteuert und nicht über unsere Denken, es gilt: Körper über Kopf. An ein Bild zu denken, hilft dann wenig.

Ebenso wenig wie Menschen aufzuzählen, die mir etwas bedeuten. Das bringt mein Gehirn kurzzeitig auf andere Gedanken, hilft aber wenig im Umgang mit Emotionen, die unter Umständen mit traumatischen Erfahrungen verknüpft sind. Dafür braucht es andere Strategien, die den Körper einbeziehen, den Ort, an dem unsere Emotionen entstehen. Auch jene, die Menschen mit einem Bindungstrauma das Leben schwer machen können, wie Wut, Rage, Angst oder Traurigkeit. Was mich zur letzten wichtigen Ressource bringt, die ich erwähnen möchte: meine Therapeutin.

Denn ohne therapeutische Begleitung geht es bei einem Bindungstrauma nicht. Umso dankbarer bin ich, dass ich vor fünf Jahren eine körperbasierte Traumatherapie beginnen konnte, die mir das erste Mal im Leben wirklich nachhaltige Veränderung ermöglicht hat. Ich durfte im wahrsten Sinne des Wortes am eigenen Körper spüren lernen, was es bedeutet, jene Erfahrungen zu machen, die mir als Kind verwehrt, geblieben sind: Wahrgenommen, gesehen, gefühlt werden. Wenn ich das schreibe, kommen mir die Tränen, vor Dankbarkeit, aber auch weil mein Weg lang und anstrengend war. Gleichzeitig macht er mich demütig, weil ich weiß, wie viele Betroffene weder Mittel noch Chancen haben, ihn zu gehen.

Umso wichtiger ist es, Kraftquellen gegen Krisenzeiten zu haben. Sie können zwar nichts von dem Erlebten ungeschehen machen, aber sie helfen uns in schwierigen Phasen den inneren Akku wieder aufzuladen, um den eigenen Weg mit neuer Energie fortzusetzen.

Was mir im Umgang mit meinen Ressourcen hilft:

- Immer wieder bewusst machen und greifbar haben
- Übungen: Regelmäßig benutzen, Vertrautheit mit Abläufen
- Tools: Anwendungsfälle, Verfügbarkeit (zuhause & unterwegs)
- Verkörperung von Ressourcen (Verknüpfung mit Gefühlen)
- Erinnerung an Ressourcen in guten Momenten (Anker)
- Liste mit Ressourcen anlegen für Krisen & Notfälle
- Externe Ressourcen nutzen (Selbsthilfe, Beratungsstellen)
- Verankerung über Bilder oder Gegenstände
- Eigene Hobbies pflegen und ausbauen

Ich funktioniere nur unter Druck gut

[Gewichtsdecke]

Es war purer Zufall, dass ich vor einigen Jahren in einer Frauenzeitschrift auf einen Artikel zum Thema »Schlafen« stieß, in dem eines meiner inzwischen wichtigsten Hilfsmittel beschrieben wurde: die Gewichtsdecke. Zunächst war ich skeptisch. Wie sollte eine schwere Decke mir beim Schlafen helfen? Oder mich entspannen? Was mir gefiel, war die Tatsache, dass es sich nicht um eine chemische Wunderdroge in Pillenform handelte, sondern um ein handfestes Hilfsmittel gegen Überreizung und Stress.

Selbst bei Aldi gibt es diese Decken heute zu kaufen, damals war der Trend aber noch nicht bei den breiten Massen angekommen und ich musste mich erst mal ins Internet begeben, um zu erfahren zu welchen Zwecken eine Gewichtsdecke eingesetzt wird, was sie bewirken soll und aus welchen Materialien sie hergestellt wird. Gar nicht so einfach. Aber Stück für Stück näherte ich mich dem Thema und fand heraus, dass es abgesehen vom selbst Nähen kaum preiswerte Alternativen gab. Schon gar nicht in Deutschland. Also erweiterte ich meine Suche und wurde in den USA fündig.

Ein teures Vergnügen kann ich nur sagen. Und das, ohne jemals so eine Decke überhaupt ausprobiert zu haben. Aber meine Hoffnung war groß, dass die Decke mir helfen würde, mein überspanntes und ständig überreiztes Nervensystem zu beruhigen. Und das auf natürliche Weise durch gleichmäßigen Druck auf meinen Körper. Wie bei einer festen Umarmung. Denn, mal ganz ehrlich, wer hat schon jemanden an der Hand, der ihn bei Bedarf jederzeit über mehrere Stunden feste umarmt?

Gesagt, getan, ich bestellte die Decke und ein praktisches Schoßkissen sowie ein Nackenkissen gleich mit. Als die Sachen bei mir ankamen, war ich echt erstaunt, wie schwer alles ist. Grund dafür sind die eingenähten Glaskügelchen, die sehr fein, aber eben dennoch gewichtig sind. Meine ersten Tests mit Decke & Co. starteten. Zuerst war das Gewicht durchaus gewöhnungsbedürftig, denn die große Gewichtsdecke wog knapp 11 kg. Aber die Wirkung begeisterte mich sofort und nachhaltig.

Das Gewicht der Decken fühlt sich angenehm beruhigend für mich an und hilft mir, mich auf mich und meinen Körper zu besinnen. Je nachdem wie angespannt und nervös ich bin, dauert es schon mal 15 bis 20 Minuten, bis der volle Entspannungseffekt einsetzt und ich spüre, wie ich innerlich ruhiger werde, die körperliche Spannung in den Muskeln nachlässt und ein wohliger Zustand der Ruhe einsetzte, den ich bis zu diesem Moment vergeblich herbeigesehnt hatte.

Inzwischen sind die Gewichtsdecken fester Bestandteil meiner Sammlung von Hilfsmitteln, wenn es darum geht, Stresssymptome zu reduzieren und Einschlafschwierigkeiten zu lindern. Wenn die große Decke mir zu schwer wird, lege ich sie nachts auf die Seite und nutze meine normale Bettdecke. Oder ich nutze das Schoßkissen, denn auch dieses »Kissen« ist schwer genug, um einen beruhigenden Effekt hervorzurufen. Selbst auf Reisen, in die Reha oder in meinen Urlaub, habe ich die Gewichtsdecken schon mitgenommen. Weil ich weiß, dass sie mir verlässlich helfen, runterzufahren und mich zu entspannen. Und das ist für ein traumatisiertes Nervensystem, wie meins, Gold wert.

Gemeinsam statt einsam?

[Selbsthilfe]

Ziemlich genau zwei Jahre nach meiner bisher größten Lebenskrise begann ein Wunsch in mir zu wachsen. Der Wunsch nach Austausch mit anderen Menschen, die auch von einem Bindungstrauma betroffen sind. Vermutlich weil ich durch meine Traumatherapie weiter an innerer Stabilität gewonnen hatte, so dass aus meiner Idee zusammen mit Mut bald ein konkreter Plan wurde.

Ich erfuhr, dass es zurzeit in Bonn keine Selbsthilfegruppe zum Thema »Bindungstrauma« gibt, weil sich die alte Gruppe nach Ausscheiden des Leiters aufgelöst hatte. Mein Anliegen stieß deshalb bei den Beraterinnen der Selbsthilfekontaktstelle auf offene Ohren. Und ich fasste den Entschluss, selbst eine neue Gruppe zu gründen.

Der Vorteil schien auf der Hand zu liegen, denn dadurch konnte ich meine organisatorischen und planerischen Fähigkeiten voll einbringen, meiner Kreativität bei der Gestaltung von Flyer, Plakat und Website freien Lauf lassen, und die aus meiner Sicht geeigneten Teilnahmekriterien für potenzielle Gruppenmitglieder selbst festlegen.

Während der Zeit der Vorbereitungen ging meine Lernkurve steil nach oben. Kaum war der von mir gestaltete Flyer zur Bekanntmachung meines Vorhabens per Mail verteilt und als Plakat ausgehängt, meldeten sich auch schon die ersten Interessenten und ich fing an, Vorgespräche zu führen. Ich wollte sichergehen, dass alle künftigen Teilnehmer das gleiche Verständnis vom Thema haben, über Therapieerfahrung verfügen und stabil und reflektiert genug sind, um sich an einem für alle gewinnbringenden Austausch zu beteiligen.

Schnell merkte ich, wie unterschiedlich die Vorgeschichten der einzelnen Interessenten sind. Und damit auch die Menschen, die sich mit ihrem Wunsch zur Teilnahme an der Selbsthilfegruppe an mich als

Initiatorin wandten. Was bedeutete, dass diese Phase rückblickend sehr lehrreich für mich war, denn ich hatte mit dem Projekt der Gruppengründung komplettes Neuland betreten, obwohl ich ein wenig von meinen eigenen Erfahrungen als Teilnehmerin an einer anderen Selbsthilfegruppe profitieren konnte, die aber mit Online-Treffen statt Präsenztreffen und nach anderen Grundprinzipien arbeitete.

Es geht los!

Nicht in meinen kühnsten Träumen hätte ich zu träumen gewagt, dass die maximale Teilnehmerzahl von 12 Personen innerhalb weniger Wochen erreicht sein würde, einem offiziellen Gründungstreffen und dem Start der Gruppe stand also nichts mehr im Weg. Unterstützt von einer erfahrenen Beraterin der Selbsthilfekontaktstelle fand im Mai 2023 ein erste Kennenlernen statt, ein aufregender Moment für mich als Gründerin. Ich hielt die Luft an, ob das, was ich wochenlang vorbereitet hatte, nun endlich Realität werden und die Gruppe in ihren Findungsprozess starten würde.

Als die ersten gemeinsamen Treffen erfolgreich hinter uns lagen, atmete ich innerlich ein wenig auf. Mein Plan war aufgegangen: Alle zwei Wochen kam eine kleine Gruppe von Menschen, die wie ich von einem Bindungstrauma betroffen sind, zusammen, um über ihre Alltagsorgen, Erfahrungen und Probleme zu sprechen. Was jedes Mal aufs Neue spannend und bereichernd war, denn endlich gab es Raum für gegenseitiges Verständnis, anregenden Austausch und wechselseitige Unterstützung in Form von Tipps, Tricks und Ratschlägen.

Ich denke heute gerne an diese Anfangszeit zurück, denn sie war für mich persönlich am erfülltesten, weil alle motiviert und engagiert bei der Sache waren. Das änderte sich wenige Monate nach dem Start, als erste Teilnehmer wieder ausschieden, weil sie feststellten, dass Selbsthilfe aktuell doch nicht das passende für sie ist. Da es genug Interessenten auf einer Warteliste gab, waren die Lücken schnell gefüllt.

Die Nachfrage nach Plätzen war zeitweise so groß, dass ich Ende des gleichen Jahres zusammen mit der Beraterin der Selbsthilfekontaktstelle entschied, eine zweite Gruppe zum Thema »Bindungstrauma« mit auf den Weg zu bringen. Gesagt, getan. Wieder leistete ich viel Vorarbeit in Form von Gesprächen, bis im Februar 2024 schließlich das Gründungstreffen stattfand. Dieses verlief gänzlich anders für mich, da ich nur als Gast dabei war, weil ich schon im Vorfeld entschieden hatte, Leitung und Moderation abzugeben.

Inzwischen hatte ich auch zu spüren bekommen, dass Selbsthilfe kein Selbstläufer ist und einen ehrenamtlichen Einsatz erfordert, der viel Zeit, Kraft und manchmal auch Nerven kostet. Ich merkte, dass in der von mir geleiteten Gruppe die Teilnehmerzahlen bei den Treffen stark schwankten, so dass ich per E-Mail einen Appell an die Mitglieder richtete, um deutlich zu machen, dass die Gruppe von Beteiligung und Engagement lebt.

Dennoch schieden immer wieder Mitglieder aus, nicht zuletzt auch bedingt durch zwischenmenschliche Konflikte, die sich bei den Treffen ergeben hatten, ohne diese im Nachgang gemeinsam im Gruppenkontext klären zu können. Was ein Gefühl von Ohnmacht und Traurigkeit bei mir hinterließ, denn schließlich wusste ich aufgrund meiner langjährigen Selbsterfahrung, wie wichtig korrigierende Erfahrungen im Zusammenhang mit einem Bindungstrauma sind.

Krisenstimmung statt Tatendrang

Mein enthusiastisches Engagement für die Selbsthilfe fing an, sich zu einer zermürbenden Last zu entwickeln, denn auch wenn immer wieder neue Teilnehmer zum Kennenlernen dazu stießen, schien irgendwann der Wurm drin zu sein. Es herrschte ein reges Kommen und wieder Gehen, was nicht förderlich für das dringend benötigte Gefühl der Zusammengehörigkeit innerhalb der Gruppe war. Auch die Anzahl der regelmäßigen Teilnehmer bei den Treffen sank weiter stetig, obwohl inzwischen die beiden Gruppen aus organisatorischen Gründen zusammengelegt worden waren.

Gleichzeitig wurde ich weiter mit Anfragen von Interessenten überhäuft, bedingt durch den Flyer aus der Gründungszeit, der immer noch im Internet kursiert, und die Webseite, die ich hochmotiviert und mit vielen Informationen über das Thema »Bindungstrauma« versehen vor dem Gruppenstart online gestellt hatte. Die Lage begann sich für mich mehr und mehr nach Krise anzufühlen, denn ich kämpfte inzwischen eher wieder einsam statt gemeinsam um den Erhalt der Gruppe.

Ob daraus wieder ein gemeinsam statt einsam werden kann, steht momentan in den Sternen. Es wird sich erst in den nächsten Wochen zeigen, ob sich die Verantwortung, die ich seit Beginn getragen habe, auch auf mehrere Schultern verteilen lässt, oder ob mit meiner Entscheidung, den Alleingang bei der Organisation und Moderation nicht fortzusetzen, die Gruppe ihre Arbeit einstellen wird.

Nachwort

Goodbye Drama, Hello Karma!

Die ersten Kapitel dieses Buches entstanden, als ich frustriert über die mangelnde Auslastung im Job meiner Kreativität endlich mal wieder freien Lauf lassen wollte. Denn obwohl Schreiben zu meinem Beruf gehört, spielt es dort kaum noch eine Rolle. Darüber hinaus spürte ich, dass die Erfahrungen aus der vorangegangenen Krise in Worte gefasst und verarbeitet werden wollten. In einer Art therapeutischem Schreiben, nur ohne Therapeut. Obwohl ich gerade mitten in meiner Traumatherapie steckte.

Doch das Leben hatte andere Pläne. Mein Vorhaben geriet ins Stocken, nicht zuletzt weil ich im Herbst 2022 meinen Blog über Trauma und Natur startete und Anfang 2023 entschloss, eine Selbsthilfegruppe für Menschen zu gründen, die wie ich von einem Bindungstrauma betroffen sind. Das kann dann schon mal jede Menge Zeit und Kraft kosten, insbesondere wenn man dabei ist, sein eigenes Trauma zu bearbeiten und nebenbei noch andere chronische Erkrankungen im Zaum halten muss.

Aber die Zeiten ändern sich und man sich selbst mit ihnen. Ein Zurück gibt es nicht, auch wenn ich mir manchmal wünsche, wieder sein zu können, wie in der Zeit, bevor mein Bindungstrauma mein Leben auf den Kopf stellte. Früher schien alles einfacher gewesen zu sein, wenn auch weniger bunt und lebendig. Aber der Preis, den man für Veränderungen zahlt, ist eben, dass sie nicht rückgängig zu machen sind, ebenso wenig wie sich das Leben pausieren lässt, um erstmal in Ruhe zu überlegen, wie es überhaupt aussehen soll.

»Damit eine Geschichte nie aufhört, darf sie gar nicht erst beginnen.«, heißt es in einem Zitat aus dem Film »Ein Augenblick Liebe«, den ich sehr mag. Er erzählt die fiktive Geschichte einer Affäre zwischen einem verheirateten Mann und einer Frau, die sich allein in ihrer beider Fantasie abspielt und die Bedeutung von Fiktion und echtem Leben deutlich macht, da es neben dem Leben, was wir leben, eine Reihe anderer Leben gibt, die wir uns auch vorstellen könnten. Ich spreche da aus langjähriger, schmerzvoller Erfahrung.

Was wäre gewesen, wenn? Diese Frage taucht immer wieder auf, wie ein ungebetener Gast, auch wenn es keine Antwort darauf gibt. Und sie nichts an der Tatsache ändert, dass ich lernen muss, mit meinem Bindungstrauma zu leben, egal wie anstrengend, frustrierend oder kompliziert das sein mag. Das Leben ist kein Ponyhof.

Ich hoffe, dass ich mit meinen Erfahrungen, über die ich in diesem Buch anhand einer breiten Palette an Themen berichtet habe, dazu beitragen kann, das Thema »Bindungstrauma« ein Stück transparenter und nachvollziehbarer zu machen, für Betroffene und Außenstehende gleichermaßen, auch wenn ich weiß, dass das keine einfache Aufgabe ist, im Angesicht der aktuellen Weltlage und den Herausforderungen, mit denen wir alle täglich konfrontiert sind.

Denn diese Herausforderungen kenne ich nur zu gut. Auch wenn mein Leben rückblickend langsam Sinn zu ergeben beginnt, habe ich mich jahrzehntelang gefühlt wie eine Außerirdische unter Normalsterblichen, weil ich meine Andersartigkeit nicht verstand und meine Probleme sich hartnäckig hielten, obwohl ich alles in meiner Macht stehende tat, um sie endlich zu lösen. Verbunden damit waren nicht nur hartnäckige Symptome, die ich lange nicht zu deuten wusste, sondern auch Verhaltensweisen und Handlungsstrategien, die ich unbewusst zur Bewältigung meiner Defizite einsetze, die zwar zunächst hilfreich später aber mehr und mehr hinderlich waren, und jede Menge unterdrückte Gefühle mit sich brachten, die sich meinem Zugang entzogen und damit einer Chance auf Verarbeitung. Zu meinem großen Glück begannen sich mein Durchhaltevermögen und mein Mut irgendwann auszuzahlen, allen wirkungslosen Therapieansätzen und vergeblichen Bemühungen zum Trotz fand ich schließlich passende Hilfe und über meinen Körper zurück zu mir und in ein Leben, von dem ich nicht geahnt hatte, dass es jemals existieren würde. Ein Leben, das trotz Trauma Sinn ergibt, auch dank all der Ressourcen, die ich finden durfte und die mich auf meinem Weg weiter begleiten werden.

Klingt zu schön, um wahr zu sein? Dann könnte das Phänomen der retroperspektiven Verklärung schuld sein, das dazu führt, dass Menschen ihre Erlebnisse rückblickend in einem besseren Licht wahrnehmen und schildern, als sie tatsächlich waren. Was bei mir zutrifft. Denn um der Mensch zu werden, der ich heute bin, musste ich mich sämtlichen Dämonen meiner Vergangenheit stellen, die mich in eine tiefe Krise stürzen ließen, aus der ich mich erst befreien lernen musste. Wie durch ein inneres Erdbeben war mein Weltbild auf den Kopf gestellt worden, hatte mir das Vertrauen in mich und meinen Körper geraubt.

Ähnlich einem Kind, das lernt zu laufen, musste ich alle Puzzleteile erst wieder zusammensetzen, um das Geschehene und Erlebte und die damit verbundenen Veränderungen in mein Leben zu integrieren. Ein mühseliger Prozess, der immer noch andauert. Auch wenn sich vieles bereits in Form neuer Prioritäten, tieferer Beziehungen und Wertschätzung und Dankbarkeit meinem menschlichen Dasein gegenüber radikal gewandelt hat. Alles bleibt anders.

Aber anders als früher besteht mein Leben heute nicht mehr aus Drama, es hat sich eindeutig in Richtung Karma entwickelt. Denn aus meinem Wunsch, meine Erfahrungen und mein Wissen sinnstiftend zu nutzen, sind inzwischen konkrete Pläne geworden, wie ich andere Betroffene auf ihrem Weg mit Trauma unterstützen und damit auch meinen Weg finden kann.

Über die Autorin

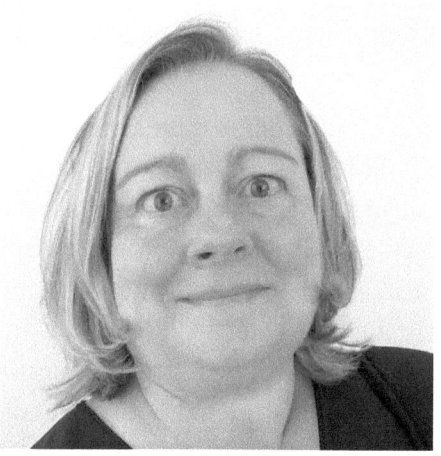

Eva Freyer hatte jahrzehntelang Therapieerfahrung gesammelt, ohne eine Lösung für ihre psychischen Probleme zu finden als sich mit Mitte Vierzig ihr Körper zu Wort meldet und sie in eine tiefe Krise gerät. Sie fängt eine körperbasierte Traumatherapie an, die endlich Erklärungen liefert und eine Diagnose: Bindungstrauma.

Mitte 2023 gründet sie eine Selbsthilfegruppe, klärt Betroffene auf ihrer Seite www.bindungstrauma-bonn.de über das Thema »Bindungstrauma« auf und befasst sich intensiv mit dem Zusammenhang zwischen Trauma und Natur, der im Mittelpunkt ihres Blogs www.naturingmyself.de steht.

Eva Freyer lebt in Bonn, wo sie neben ihrem Beruf an ihrer Selbstständigkeit und weiteren Angeboten für Betroffene arbeitet.

Glossar

Abspaltung: Abwehrmechanismus der Psyche, der dafür sorgt, dass Erfahrungen aus der Kindheit, die mit unaushaltbaren Gefühlzuständen verknüpft sind, zum Selbstschutz ins Unterbewusstsein verschoben werden.

Achtsamkeit: Zustand, gekennzeichnet durch eine akzeptierende und wertungsfreie Haltung, der dazu dient, im gegenwärtigen Moment zu sein und wahrzunehmen, was gerade da ist, oft auch als Geistesgegenwart bezeichnet.

Adenomyose: Vorkommen von Endometriose-Herden in der Muskelwand der Gebärmutter (Myometrium); Endometriose ist eine gutartige, aber chronisch-entzündliche Erkrankung, bei der Gebärmutterschleimhaut sich im Körper ansiedelt.

Aktivierung: Zustand des vegetativen Nervensystems, der sich am Grad von Aufmerksamkeit, Wachheit und Reaktionsbereitschaft festmachen lässt und durch sensorische Impulse ausgelöst wird, die vom Gehirn verarbeitet werden; macht wach, reaktionsbereit und empfänglich für Gefahrenreize.

Amygdala: Mandelförmiger Teil des emotionsverarbeitenden Systems im Gehirn, der beim Erlernen von Angstreaktionen und bei der emotionalen Bewertung und Wiedererkennung von Situationen sowie der Analyse von Gefahren eine Rolle spielt,

Angstkreislauf: Modell zum Verstehen von Angst und ihrer Entstehung, der hilft das Zusammenspiel von Wahrnehmung, Gedanken, Gefühlen, Empfindungen und körperlichen Symptomen besser zu verstehen.

Angstspirale: Auch als »Teufelskreis der Angst« bezeichneter Zustand, der verdeutlicht, dass Angstreaktionen an jedem Punkt des Angstkreislaufs ansetzen können und sich diese Punkte wechselseitig bis zur Panik verstärken können.

Agoraphobie: Angststörung, die mit starker Angst vor öffentlichen Plätzen, Menschenmengen oder Entfernung von zu Hause verbunden ist, bei der Betroffene Kontrollverlust und fehlende Rückzugs- und Hilfsmöglichkeiten fürchten.

Bindungsmuster: Reaktions- und Verhaltensweisen, die auf frühen Beziehungserfahrungen beruhen und die unterschieden werden nach einem sicheren, unsicher-vermeidenden, unsicher-ambivalenten und desorganisierten Bindungsstil.

Bindungstrauma: Einschneidende Erlebnisse in der ersten Lebensphase, zum Teil vor der Geburt, die eine sichere Bindung zur Bezugsperson verhindern, was zu Störungen in der Beziehung sowie der Beziehungsfähigkeit und der weiteren Einwicklung führt.

Co- Abhängigkeit: Verstrickung in die Probleme einer nahestehenden Person, die im Rahmen von Sucht auftreten kann, bei der sich für beide Seiten nachteilige Verhaltensweisen entwickeln, wie z.B. Überfürsorglichkeit oder falsche Verantwortlichkeit.

Co-Regulation: Form zwischenmenschlicher Interaktion, bei durch Spiegelung von Emotionen, Nutzung von Körpersprache, Mimik, verbale Unterstützung oder auch Berührung das Gegenüber reguliert wird, in dem die beteiligten Nervensysteme in Verbindung treten und für wechselseitige Angleichung sorgen.

Dekompensation: Reaktion auf akute oder anhaltende Belastungen, bei dem die Bewältigungsmechanismen der Psyche versagen und es zum Auftreten von vegetativen Symptomen wie Übererregung, Unruhe oder Angst kommt, die einer Behandlung bedürfen.

Depersonalisation: Unterart der Dissoziation, die aus anhaltendem oder wiederholtem Erleben außerhalb des eigenen Körpers zu stehen oder sich vom eigenen Körper abgetrennt zu fühlen, besteht, was sehr belastend sein kann.

Depression: Ernste, behandlungsbedürftige psychische Erkrankung, die sich über zahlreiche Beschwerden äußern kann, zu denen unter anderem Antriebslosigkeit, Interessensverlust und eine deutlich gedrückte Stimmung gehören.

Dissoziation: Auseinanderfallen zusammengehöriger psychischer Funktionen, bei denen Wahrnehmung, Bewusstsein, Gedächtnis, Identität, Motorik oder Körperempfindungen betroffen sein können, Auswirkungen unterscheiden sich im Schwergrad.

Dysregulation: Ungleichgewicht im autonomen, sprich vegetativen Nervensystem, das sich nicht willentlich beeinflussen lässt und sich über starke Schwankungen bei der Aktivierung von Sympathikus (Kampf, Flucht) oder Parasympathikus (Ruhe, Verdauung) zeigt, die als negative Auswirkung von Stress auftreten.

Emotional Freedom Techniques (EFT): Methode zur Selbsthilfe, die von Gary Craig entwickelt wurde, bei der durch Klopfen bestimmter Akupunkturpunkte am Körper Ängste und Stress gelöst werden können.

Erwachsenen-Ich: Begriff aus der Transaktionsanalyse, die von Eric Berne entwickelt wurde, der für einen Zustand rationalen und objektiven Denkens steht, der auch die Fähigkeit einschließt, sachlich, basierend auf Fakten und logischen Überlegungen auf Situationen reagieren zu können, ohne dabei emotional gesteuert zu sein.

Flashback: Durch Schlüsselreize hervorgerufenes Wiedererleben vergangener Erlebnisse oder früherer Gefühlszustände, das unwillkürlich und in unpassenden Situationen auftritt; Leitsymptom bei Traumafolgestörungen.

Gesprächstherapie: Häufigste Form der Psychotherapie, die darauf abzielt, Denkmuster besser zu verstehen und sich dadurch selbst kennenlernen und weiterentwickeln zu können.

Harmoniesucht: Übersteigertes Verlangen nach friedlichem Miteinander, das Konflikte zu vermeiden sucht und Auseinandersetzungen unerträglich erscheinen lässt, geht mit Unterdrückung und Verleugnung eigener Gefühle, Bedürfnisse und Meinungen einher.

Helfersyndrom: Ungebetenes und übermäßiges helfen, das durch eigennützige Motive bestimmt wird und sich selbst und der anderen Person auch schaden kann.

Hochsensibilität: Temperamentsmerkmal, das mit erhöhter sensorischer Verarbeitungssensibilität für Reize einhergeht, führt zu leichter Übererregbarkeit, was für Betroffene zu Herausforderungen im Alltag führt.

Hypervigilanz: Erhöhte Wachsamkeit, geht einher mit verstärkter Überwachung der Umgebung, erhöhtem Angstniveau, großer Schreckhaftigkeit, Misstrauen anderen Menschen gegenüber, Katastrophendenken, Schlafstörungen und einigem mehr, Leitsymptom von Traumafolgestörungen.

Hypophobie: Angst vor dem Einschlafen oder Schlafen, führ dazu, dass Schlafen mit Stress und Angst statt mit Erholung in Verbindung gebracht wird, kann sehr quälend sein.

ICD-10: International verwendetes System zur Klassifikation von Krankheiten und Störungen, enthält Codes und Diagnosen zur Verwendung im Gesundheitswesen.

Imagery Rehearsal Therapie (IRT) Alptraumtherapie, leicht zu erlernen und anzuwenden, durch Modifikation des Traumgeschehens können die damit verbundenen Gefühle verändert werden, führt zur Entlastung der Betroffenen.

Innere Anteile: Unterschiedlich ausgeprägte, oft unabhängig voneinander agierende Teile unserer Persönlichkeit, in Form neuronaler Netzwerke gespeichert, entstehen durch Lebenserfahrungen, insbesondere während früher Entwicklungsphasen und haben eigene Bedürfnisse, Gefühle, Erinnerungen und Verhaltensweisen.

Internal Family Systems (IFS): Integrativer Ansatz der Psychotherapie, in den 80er Jahren von Richard C. Schwartz entwickelt, der davon ausgeht, dass jeder Mensch aus mehreren Teilen, also Subpersönlichkeiten besteht, die in Verbindung stehen und interagieren, wodurch sie unser Erleben und Verhalten bestimmten.

Intrusion: Unkontrollierbar wiederkehrende, quälend ins Bewusstsein drängende Erinnerungen an traumatische Ereignisse, gehen mit stark belastenden emotionalen Zuständen einher, durch Reize ausgelöst, führen zu vegetativen Symptomen, Betroffene sind sich der Gegenwärtigkeit des Erlebens bewusst.

Konzentrative Bewegungstherapie (KBT): Körperorientierte Psychotherapiemethode bei der Wahrnehmung und Bewegung als Basis für Denken, Handeln und Fühlen genutzt werden, um einen Handlungs- und Erfahrungsraum zu schaffen, der das Erkennen von eigenen Mustern und Strategien ermöglicht.

Opfer-Retter-Dreieck: Begriff zur Beschreibung heiklen Beziehungsdynamiken zwischen zwei oder drei Personen, bei der die Beteiligten abwechselnd die Rollen von Opfer, Tätiger oder Retter einnehmen, was zur Regulierung von Nähe und Distanz dient.

Panikattacke: Einzeln und plötzlich auftretende, meist nur Minuten dauernde Alarmreaktion des Körpers ohne objektiven äußeren Auslöser, geht mit Vielzahl vegetativer Symptome wie Herzrasen, Engegefühl auf der Brust, Zittern, Schwindel oder Atemnot einher.

Parentifizierung: Begriff zur Bezeichnung einer Rollenumkehr bei Kindern und ihren Eltern, bei denen Kinder nicht altersgerechte Aufgaben übernehmen, weil die äußeren Umstände es erforderlich machen und sie keine andere Wahl haben.

People Pleaser: Menschen, die anderen ständig alles recht machen wollen, ihre Gedanken kreisen stets um die Frage, wie sie es schaffen andere um sie herum zufrieden zu stellen, vernachlässigen sich und ihre Bedürfnisse.

PEP®: Technik und Therapieform, die von Dr. Michael Bohne entwickelt wurde, die den Körper bei der Verarbeitung von belastenden Emotionen und Erfahrungen einbezieht und auf der Kombination und Weiterentwicklung einer ganzen Reihe unterschiedlicher Ansätze und Methoden beruht.

Polyvagal Theorie: Sammlung wissenschaftlicher Thesen, die sich auf die Rolle des Vagusnerv im Zusammenhang mit Emotionssteuerung, sozialer Interaktion und Angstreaktion beziehen, aufgestellt von Stephen Porges im Jahr 1994.

Psychoanalyse: Grundlegende Behandlungsmethode der Psychotherapie, von Sigmund Freud begründet, beruht auf der Annahme, dass Konflikte ins Unterbewusstsein verschoben werden, die später durch freies Reden des Klienten und eine neutrale Haltung des Therapeuten wieder zugänglich gemacht werden können.

Reizüberflutung: Zustand des Körpers, in dem dieser durch die Sinne so viele Reize gleichzeitig aufnimmt, dass diese nicht mehr koordiniert und verarbeitet werden können, was bei Betroffenen zur psychischen Überforderung führt.

Reptiliengehirn: Auch als Hirnstamm bekannter ältester Teil des menschlichen Gehirns, der die grundlegendsten Überlebensfunktionen wie Atmung, Herzschlag und Instinktreaktionen (Angriff, Flucht, Erstarren, Totstellen) steuert.

Selbstberuhigung: Fähigkeit, negative Gefühlszustände, innere Anspannung und Nervosität eigenständig und gezielt abbauen zu können.

Selbstregulation: Fähigkeit, die dazu führt, dass jemand seine Aufmerksamkeit, Emotionen, Impulse und Handlungen selbstständig
und zielgerichtet mit Blick auf die Erreichung persönlicher Ziele
einsetzen kann.

Selbstwirksamkeit: Prinzip, das auf Albert Bandura zurückgeht, innere Überzeugung, auch schwierige oder herausfordernde Situationen aus eigener Kraft meistern zu können.

Somatic Experiencing®: Durch Markenrecht geschützter Begriff für
einen körperbasierten Therapieansatz zur Lösung von traumatischem Stress bei Schocktraumata und frühen Bindungs- und Ent-
wicklungstraumata, der von Peter Levine entwickelt wurde.

Stresslevel: Wissenschaftlich gesehen, die Variabilität zwischen den
einzelnen Herzschlägen, die vom autonomen Nervensystem reguliert wird. Je geringer die Variabilität, desto höher der Stresslevel.
Beschreibt auch den individuell empfundenen Grad an Stress, der
sich durch Beanspruchung des Systems aufgrund innerer und äußere Reize ergibt.

Stressstrudel: Durch hohen individuellen Stresslevel gekennzeich-
neter Zustand, der ausgelöst wird durch hohen Belastung über längere Zeit, wenig Erholungspausen, Druck erzeugende innere Über-
zeugungs- und Glaubensmuster sowie aufgestauten Stress und der
in Erschöpfung oder einem Burnout enden kann.

Tiefenpsychologie: Zusammenfassung psychologischer und psycho-
therapeutischer Ansätze, die großen Wert auf die Bedeutung der
unbewussten seelischen Vorgängen legen und diese zur Erklärung
menschlichen Verhaltens und Erlebens heranziehen.

Toleranzfenster (Window of Tolerance): Bereich, der beschreibt, in welchen Toleranzgrenzen sich unser Nervensystem bewegen kann, so dass wir uns wohl und ausgeglichen fühlen. Verkleinert sich durch eine Traumatisierung, so dass das Fenster zwischen Übererregung (Angst, Panik, Stress) und Untererregung (Erschöpfung, Depression, Dissoziation) schmaler wird.

Toxische Scham: Gefühl, das durch frühe Bindungserfahrungen entsteht, wenn abwertende oder erniedrigende Erfahrungen nicht ausreichend aufgefangen und vom Kind bewältigt werden, kann tiefgreifende Folgen haben.

Trauma: Seelische Verletzung durch ein belastendes Erlebnis oder eine länger andauernde Belastung, bei der die individuellen Bewältigungsmechanismen der betroffenen Person überfordert werden, mit vielfältigen Folgen.

Traumabonding: Starke emotionale Abhängigkeit, oft mit Liebe verwechselt, wirkt sich schädlich auf die Beteiligten aus, stellt Überlebensmechanismus dar, der existenziell bedrohliche Gefühle auslösen kann beim Versuch die Beziehung zu beenden.

Traumastrudel: Stark belastender Zustand, gekennzeichnet durch Gedanken und Gefühle, die sehr anstrengend sind und sich anfühlen, als wären der Betroffene abgetrennt von der Welt und gleichzeitig seinem Erlebten hilflos und ohnmächtig ausgeliefert, zeichnet sich aus durch starke Verzweiflung und Versuch, um jeden Preis Sicherheit herzustellen.

Trigger: Innere oder äußere Reize, die an einen bekannten oder unterbewussten Aspekt des ursprünglichen traumatischen Ereignisses erinnern und dadurch traumatische Erinnerungen hervorrufen.

Überregung (Hyperarousal): Übererregbarkeit des autonomen Nervensystems, die mit vermehrter Anspannung, Unruhe, Schlafstörungen, Reizbarkeit, Konzentrationsstörungen, Aggression, gesteigerter Wachsamkeit und diversen psychosomatischen Symptomen einhergehen kann.

Überlebensmodus: Begriff für lange anhaltenden, gleichzeitig ungelösten Stress, der auch als chronischer Stress bezeichnet wird, weil der Körper nach einer zurückliegenden Stressreaktion in ständiger Alarmbereitschaft und Wachsamkeit verharrt.

Überlebensreaktionen: Vom autonomen Nervensystem gesteuerte Reaktionen, die als Antwort auf eine wahrgenommene Bedrohung unsere Energiereserven in Form von Stress mobilisieren, mögliche Reaktionen: Kampf, Flucht, Unterwerfung, Totstellen.

Überlebensstrategie: Anpassung an ungünstige Umgebungsbedingungen, stellt im Zusammenhang mit Trauma sicher, dass kein Kontakt zu den traumatischen Erfahrungen hergestellt wird.

Vagusnerv: Teil des parasympathischen Nervensystems, sorgt für Erholung, Aufbau von Energiereserven und soziale Interaktion, unterteilt sich in mehrere Bereiche, die unterschiedliche Steuerungsfunktionen und Aufgaben haben.

Wetterfühligkeit: Überempfindlichkeit gegenüber Wetterphänomen und Witterungen wie z. B. Luftdruckschwankungen, Hitzewellen, wechselnde Luftfeuchtigkeit, oder Gewitter, wirkt sich auf Allgemeinbefinden, Stimmung und Leistungsfähigkeit aus.

Wetterempfindlichkeit: Vorhandene gesundheitliche Probleme, wie chronische Erkrankungen, werden durch bestimmte Wetterlagen beeinflusst, Wetter verstärkt Symptome, ist aber nicht ursächlich für die Beschwerden.

Literaturtipps

Baer, Udo, Frick-Baer, Gabriele (2014): *Wie Traumata in die nächste Generation wirken. Untersuchungen, Erfahrungen, therapeutische Hilfen*, Neunkirchen-Vluyn: Semnos

Croos-Müller, Dr. med. Claudia (2017): *Alles gut. Das kleine Überlebensbuch. Soforthilfe bei Belastung, Trauma & Co.*, München: Kösel

Ferguson, Anna (2023): *The Vagus Nerve Reset. Train your body to heal stress, trauma and anxiety*, London: Vermilion

Friese, Karolina, Botz, Daniela (2024): *Wie der Körper die Seele heilt: Mit Körperübungen intensive Gefühle regulieren*, Paderborn: Jungfermann

Gibson, Lindsay (2015): *Adult Children of Emotionally Immature Parents. How to Heal from Distant, Rejecting or Self-Involved Parents*, Oakland: New Harbinger

Gottliebe, Lori (2019): *Maybe You Should Talk to Someone: A Therapist, HER Therapist, and Our Lives Revealed*, New York: HarperCollins

Hahnstein, Klara (2023): *Liebe Angst, halt doch mal die Klappe! 24 Tools, um Angst und Panik zu überwinden*, München: Gräfe und Unzer

Herman, Judith (2018): *Die Narben der Gewalt. Traumatische Erfahrungen verstehen und überwinden*, Paderborn: Jungerfmann

Heller, Laurence, Lapierre, Aline (2012): *Entwicklungstrauma heilen*, München: Kösel

Heller, Laurence, Doerne, Angelika (2020): *Befreiung von Scham und Schuld. Alte Überlebensstrategien auflösen und Lebenskraft gewinnen*, München: Kösel

Kain, Kathy L., Terrell, Stephen J. (2020): *Bindung, Regulation und Resilienz. Körperorientierte Therapie des Entwicklungstraumas*, Paderborn: Junfermann Verlag

Kersig, Susanne (2021): *Im Dialog mit dem Körper. Mit Focusing und Achtsamkeit die Selbstheilungskräfte aktivieren*, Freiburg: Arbor

König, Verena (2024): *Verbinde dich mit dir selbst: Finde Sicherheit im Hier und Jetzt - 56 Impulse zur Selbstregulation*, München: Arkana

König, Verena (2021): *Bin ich traumatisiert? Wie wir die immer gleichen Problemschleifen verlassen*, München: Gräfe und Unzer

König, Verena (2024): *Trauma und Beziehungen. Wie wir die immergleichen Beziehungsmuster hinter uns lassen*, München: Arkana

LePera, Dr. Nicole (2023): *How to be the love you seek. Break cycles, find peace + heal your relationships*, New York: Harper Collins

Mancini, Alejandra, Buchner, Cornelia (2022): *Trauma verstehen. Hilfe für Angehörige und Freunde*, Stuttgart: Nymphenburger

Maté, Gabor (2020): *Wenn der Körper nein sagt: Wie chronischer Stress krank macht - und was Sie dagegen tun können*, Kandern: Unimedica ein Imprint der Narayana Verlag

Maté, Gabor (2023): *Vom Mythos des Normalen: Wie unsere Gesellschaft uns krank macht und traumatisiert – Neue Wege zur Heilung*, München: Kösel

Mayer, Heike (2022): *Ich steh mir selbst nicht mehr im Weg. Innere Persönlichkeitsanteile erkennen, verstehen und heilen*, München: Knaur

McDaniel, Kelly (2021): *Mother Hunger. How Adult Daughters Can Understand and Heal from Lost Nurturance, Protection and Guidance*, Hay House UK

Mohajeri, Tala (2020): *Körperflüstern. Der heilsame Dialog mit deinem Körper. Mit praktischen Übungen*, München: Irisiana

Peichl, Jochen (2022): *Jedes Ich ist viele Teile. Die inneren Selbst-Anteile als Ressource nutzen*, München: Kösel

Peichl, Jochen (2024): *Rote Karte für den inneren Kritiker: Wie aus dem ewigen Miesmacher ein Verbündeter wird*, München; Kösel

Petrella, Diane (2023): *Healing Emotional Eating for Trauma Survivors: Trauma-Informed Practices to Nurture a Peaceful Relationship with Your Emotions, Body, and Food*, Oakland: New Harbinger Publications

Poole Heller, Diane (2020): *Tief verbunden. Wie wir alte Bindungsmuster auflösen und dauerhafte Partnerschaften eingehen*, München: Kösel

Rost, Christine, Overkamp, Bettina (2018): *Selbsthilfe bei posttraumatischen Symptomen. Übungen für Körper, Geist und Seele*, Paderborn: Jungfermann Verlag

Treleaven, David A. (2018): *Trauma-Sensitive Mindfulness. Practices for safe and tranformative healing*, W.W. Norton & Company Ltd.: New York

Schwartz, Richard C. (2023): *Introduction to Internal Family Systems. A Revolutionary Therapy for Wholeness & Healing*, London: Vermilion

Schwartz, Richard C. (2021): *No bad parts. Healing Trauma & Restoring Wholeness with the Internal Family Systems Model*, Boulder: Sounds True

Seidel, Christine (2021): *Wenn die Seele nicht heilen will. Wie alte Verletzungen zu (Re-)Traumatisierung führen können und wie man sie überwindet*, München: mvg Verlag

Van der Kolk, Bessel (2017): *Verkörperter Schrecken. Traumaspuren in Gehirn, Geist und Körper und wie man sie heilen kann*, Lichtenau/Westfalen: G.P. Probst Verlag

Voss, Bernhard (2021): *Körperspuren. Ursachen körperlicher und psychischer Symptome verstehen und heilen*, München: Kösel

Walker, Pete (2019): *Posttraumatische Belastungsstörung. Vom Überleben zu neuem Leben. Ein praktischer Ratgeber zur Überwindung von Kindheitstrauma*, Kandern: Unimedica, Narayana Verlag

Linkstipps

Dr. Michael Bohne: *www.dr-michael-bohne.de*

Dami Charf: *www.traumaheilung.de*

Klara Hahnstein: *www.klarahanstein.com*

Dr. Laurence Heller: *www.drlaurenceheller.com*

IFS Institut München: *www.institut-ifs.de*

Irene Lyon: *www.irenelyon.com*

Anna Runkel: *www. crappychildhoodfairy.com*

Somatic Experiencing®: *www.somatic-experiencing.de*

Verena König: *www.verenakoenig.de*